金匮方歌括

清·陈修园 著 谢 宇 主编

山西科学技术出版社
·太原·

图书在版编目（CIP）数据

中华经典中医歌诀彩图版 . 金匮方歌括 / 谢宇主编
. -- 太原 ： 山西科学技术出版社，2024.1
ISBN 978-7-5377-6255-7

Ⅰ．①中… Ⅱ．①谢… Ⅲ．①《金匮要略方论》—方
歌 Ⅳ．① R222.37

中国国家版本馆 CIP 数据核字（2023）第 225197 号

中华经典中医歌诀彩图版——金匮方歌括
ZHONGHUAJINGDIANZHONGYIGEJUECAITUBAN　JINGUIFANGGEKUO

出　版　人	阎文凯
主　　　编	谢　宇
策　划　人	谢　宇
责 任 编 辑	翟　昕
封 面 设 计	袁　野

出 版 发 行	山西出版传媒集团·山西科学技术出版社
	地址：太原市建设南路 21 号　　邮编：　　030012

编辑部电话	0351-4922078
发行部电话	0351-4922121
经　　　销	各地新华书店
印　　　刷	三河市嵩川印刷有限公司

开　　　本	690mm×970mm　　1/16
印　　　张	11
字　　　数	122 千字
版　　　次	2024 年 1 月第 1 版
印　　　次	2024 年 1 月三河第 1 次印刷
书　　　号	ISBN 978-7-5377-6255-7
定　　　价	78.00 元

编委会名单

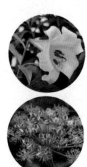
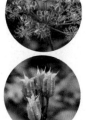

卷一

卷二

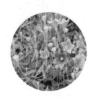

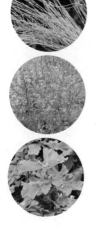

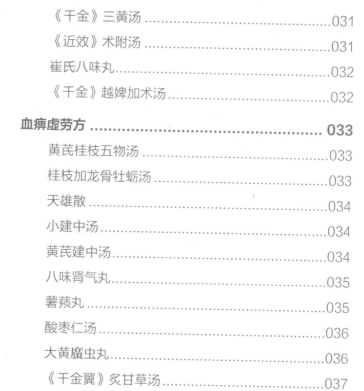

卷三

卷四

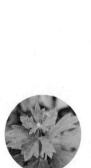

卷五

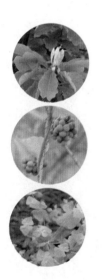

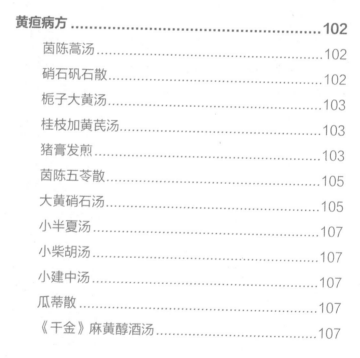

卷六

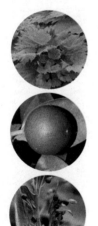

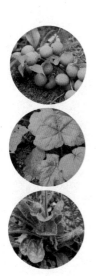

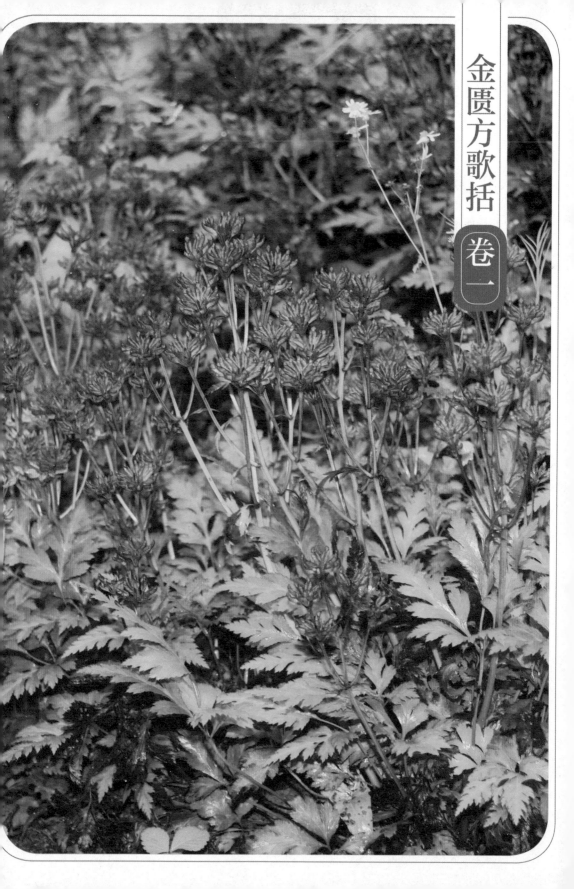

· 瓜蒌桂枝汤

【歌括】

太阳症备脉（反）沉迟，身体几几欲痉时。

三两蒌根姜桂芍，二甘十二枣枚宜。

【仲景方药原文】

瓜蒌根　桂枝　生姜（切）　芍药（各三两）　甘草（二两，炙）大枣（十二枚，擘）

上六味㕮咀，以水九升，煮取三升，温分三服，微汗。汗不出，食顷，啜热粥发。

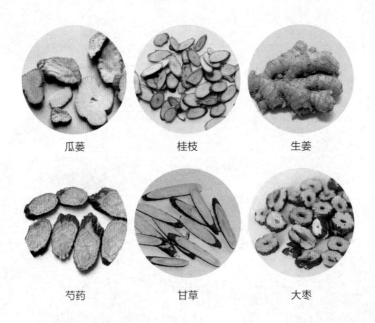

瓜蒌　　　　　桂枝　　　　　生姜

芍药　　　　　甘草　　　　　大枣

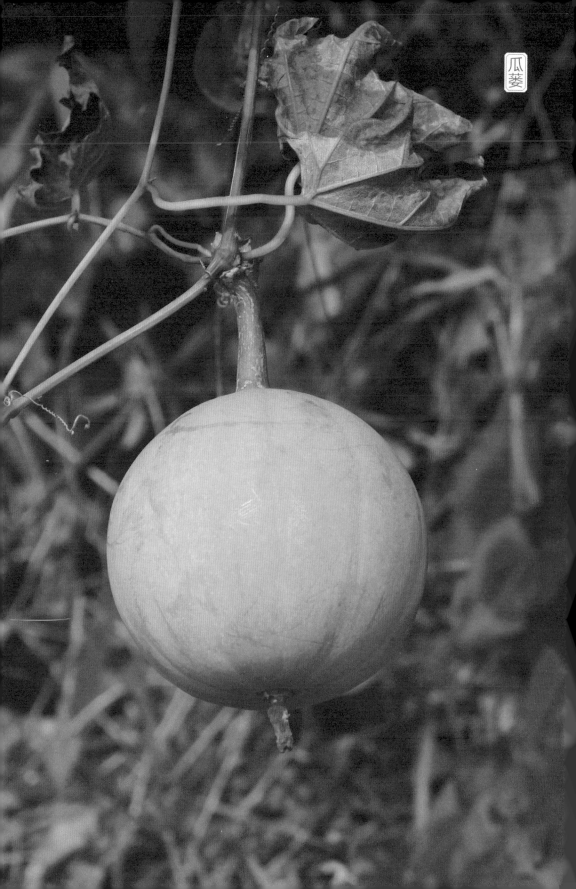

• 葛根汤

四两葛根三两麻，枣枚十二效堪嘉。

桂甘芍二姜三两，无汗憎风下利夸。

【仲景方药原文】

葛根（四两）　麻黄（三两，去节）　大枣（十二枚，擘）　桂枝（二两，去皮）　甘草（二两，炙）　芍药（二两）　生姜（三两，切）

上七味，以水一斗，先煮麻黄、葛根，减二升，去白沫，纳诸药，煮取三升，去滓，温服一升，覆取微汗，余如桂枝法将息及禁忌。诸汤皆仿此。

• 大承气汤

【歌括】

大黄四两朴半斤，枳五硝三急下云。

朴枳先熬黄后入，去渣硝入火微熏。

【仲景方药原文】

大黄（四两，酒洗）　厚朴（半斤，炙，去皮）　枳实（五枚，炙）芒硝（三合）

上四味，以水一斗，先煮二物，取五升，去滓，纳大黄，更煮取二升，去滓，纳芒硝，更上微火一两沸，分温再服。得下，余勿服。

• 麻黄加术汤

【歌括】

烦疼湿气裹寒中，发汗为宜忌火攻。

莫讶麻黄汤走表，术加四两里相融。

【仲景方药原文】

麻黄（三两，去节） 桂枝（二两，去皮） 甘草（一两，炙） 杏仁（七十个，去皮、尖） 白术（四两）

上五味，以水九升。先煮麻黄，减二升，去上沫，纳诸药，煮取二升半，去滓，温服八合，覆取微汗。

• 麻黄杏仁薏苡甘草汤

【歌括】

风湿身疼日晡时，当风取冷病之基。

薏麻半两十枚杏，炙草扶中一两宜。

【仲景方药原文】

麻黄（半两，去节，汤泡） 甘草（一两，炙） 薏苡仁（半两） 杏仁（十个，去皮、尖，炒）

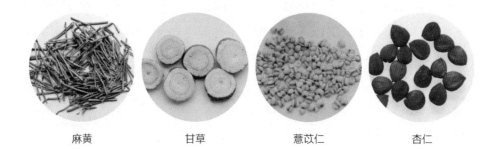

| 麻黄 | 甘草 | 薏苡仁 | 杏仁 |

上剉麻豆大，每服四钱匕，水一盏半，煎八分。去滓，温服。有微汗，避风。

· 防己黄芪汤

【歌括】

身重脉浮汗恶风，七钱半术五甘通。

己芪一两磨分服，四片生姜一枣充。

【加减歌曰】

喘者再入五钱麻，胃不和兮芍药加。

三分分字去声读，七钱五分今不瘥。

寒取细辛气冲桂，俱照三分效可夸。

服后如虫行皮里，腰下如冰取被遮。

遮绕腰温得微汗，伊岐密法阐长沙。

【仲景方药原文】

防己（一两）　甘草（半两，炙）　白术（七钱半）　黄芪（一两一分，去芦）

上剉麻豆大，每服五钱匕，生姜四片，大枣一枚，水盏半，煎八分，去滓，温服，良久再服。喘者，加麻黄半两；胃中不和者，加芍药三分；气上冲，加桂枝三分；下有陈寒者，加细辛三分。服后当如虫行皮中，从腰下如冰，后坐被上，又以一被绕腰以下，温令微汗，瘥。

· 桂枝附子汤

【歌括】

三姜二草附枚三，四桂同投是指南。

大枣方中十二粒，痛难转侧此方探。

【仲景方药原文】

桂枝（四两，去皮）　附子（三枚，炮，去皮，破）　生姜（三两，切）　大枣（十二枚，擘）　甘草（二两，炙）

上五味，以水六升，煮取二升，去滓，分温三服。

· 白术附子汤

【歌括】

白术附子汤除痹，生姜大枣甘草炙。

风寒湿痹重在湿，助阳除湿微汗知。

【仲景方药原文】

白术（二两）　附子（一枚半，炮，去皮）　甘草（一两，炙）　生姜（一两半，切）　大枣（六枚）

上五味，以水三升，煮取一升，去滓，分温三服。一服觉身痹，半日许再服，三服都尽，其人如冒状，勿怪，即是术、附并走皮中，逐水气未得除故耳。

· 甘草附子汤

【歌括】

术附甘兮二两平，桂枝四两亦须明。

方中主药推甘草，风湿同驱要缓行。

【仲景方药原文】

甘草（二两，炙）　附子（二枚，炮，去皮，破）　白术（二两）　桂枝（四两，去皮）

上四味，以水六升，煮取三升，去滓，温服一升，日三服。初服得微汗则解，能食。汗止复烦者，将服五合；恐一升多者，宜服六七合为始。

• 白虎人参汤

【歌括】

服桂渴烦大汗倾，液亡肌腠涸阳明。

膏斤知六参三两，二草六粳米熟成。

【仲景方药原文】

知母（六两）　石膏（一斤，碎，绵裹）　甘草（二两，炙）　粳米（六合）　人参（三两）

上五味，以水一斗，煮米熟汤成，去滓，温服一升，日三服。

• 一物瓜蒂汤

【歌括】

暍病阴阳认要真，热疼身重得其因。

暑为湿恋名阴暑，二七甜瓜蒂可珍。

【仲景方药原文】

瓜蒂（二七个）

上剉，以水一升。煮取五合，去滓，温服。

· 百合知母汤

【歌括】

病非应汗汗伤阴，知母当遵三两箴。

渍去沫涎七百合，别煎泉水是金针。

【仲景方药原文】

百合（七枚，擘）　知母（三两，切）

上先以水洗百合，渍一宿，当白沫出，去其水，别以泉水二升，煎取一升，去滓。别以泉水二升煎知母，取一升，去滓，后合煎取一升五合，分温再服。

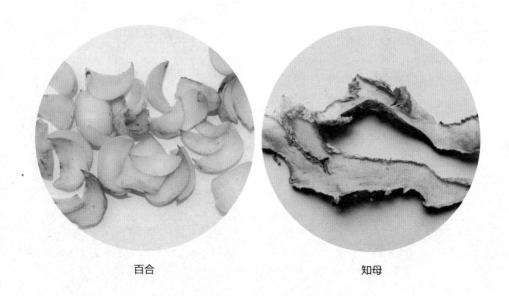

百合　　　　　　　　　　　知母

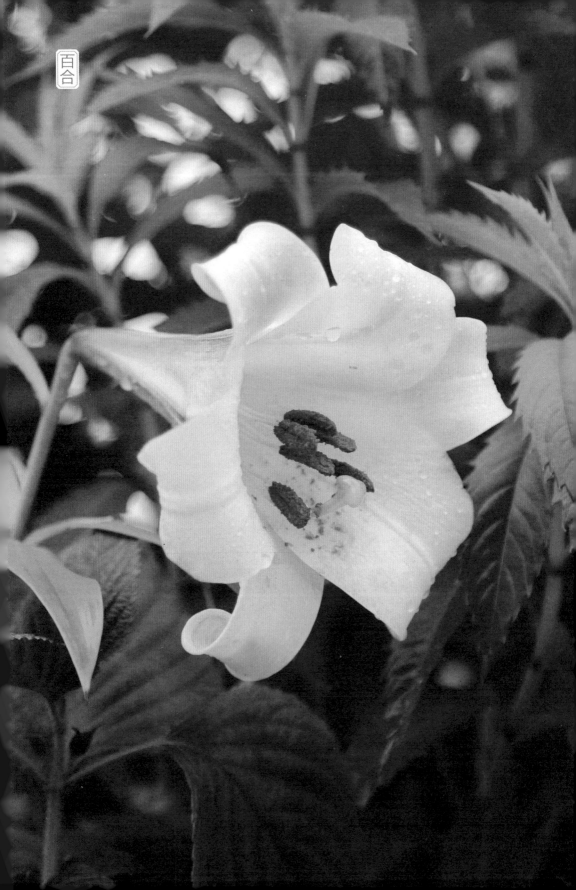
百合

· 百合滑石代赭石汤

【歌括】

不应议下下之瘥，既下还当竭旧邪。

百合七枚赭弹大，滑须三两效堪夸。

【仲景方药原文】

百合（七枚，擘）　滑石（三两，碎，绵裹）　代赭石（碎，绵裹如弹丸大一枚）

上先煎百合如前法，别以泉水二升煎滑石、代赭石，取一升，去滓，后合和重煎。取一升五合，分温服五合。

· 百合鸡子黄汤

【歌括】

不应议吐吐伤中，必伏阴精上奉功。

百合七枚洗去沫，鸡黄后入搅浑融。

【仲景方药原文】

百合七枚（擘）　鸡子黄（一枚）

上先煎百合如前法。取一升，去滓，纳鸡子黄，搅匀，煎五分，温服。

· 百合地黄汤

【歌括】

不经汗下吐诸伤，形但如初守太阳。

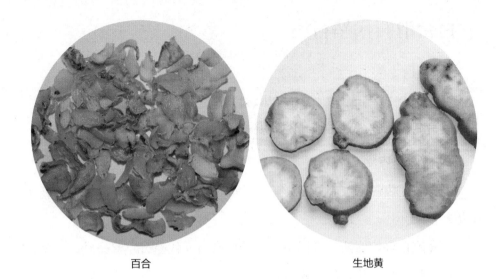

百合　　　　　　　　　　　　　生地黄

地汁一升百合七，阴柔最是化阳刚。

【仲景方药原文】

百合（七枚，擘）　生地黄汁（一升）

上先煎百合如前法，取一升，去滓，纳地黄汁，煎取一升三合，温分再服。中病，勿更服。大便当如漆。

· 百合洗方

【歌括】

月周不解渴因成，邪热流连肺不清。

百合一升水一斗，洗身食饼不和羹。

【仲景方药原文】

百合一升

以水一斗，渍之一宿，以洗身已，食煮饼，勿以盐豉也。

· 瓜蒌牡蛎散

洗而仍渴属浮阳，牡蛎蒌根并等量。

研末饮调方寸匕，寒兼咸苦效逾常。

【仲景方药原文】

瓜蒌根　牡蛎（熬）（等分）

上为细末，饮服方寸匕，日三服。

· 百合滑石散

【歌括】

前此寒无热亦无，变成发热热甚虞。

清疏滑石宜三两，百合烘筛一两需。

【仲景方药原文】

百合（一两，炙）　滑石（三两）

上为散，饮服方寸匕，日三服。当微利者，止服，热则除。

· 甘草泻心汤

【歌括】

伤寒甘草泻心汤，却妙增参三两匡。

彼治痞成下利甚，此医狐惑探源方。

【仲景方药原文】

甘草（炙，四两）　黄芩　人参　干姜（各三两）　黄连（一两）

大枣（十二枚）　半夏（半升）

上七味，以水一斗，煮取六升，去滓，再煎取三升，温服一升，日三服。

• 苦参汤、雄黄熏法

【歌括】

苦参汤是洗前阴，下蚀咽干热最深。

更有雄黄熏法在，肛门虫蚀亦良箴。

【仲景方药原文】

苦参汤：苦参一升，以水一斗，煎取七升，去滓，熏洗，日三。

雄黄熏法：雄黄一味为末，筒瓦二枚合之，烧，向肛熏之。

• 赤小豆当归散

【歌括】

眼眦赤黑变多般，小豆生芽曝令干。

豆取三升归十分，杵调浆水日三餐。

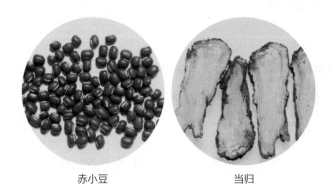

赤小豆　　　　　　当归

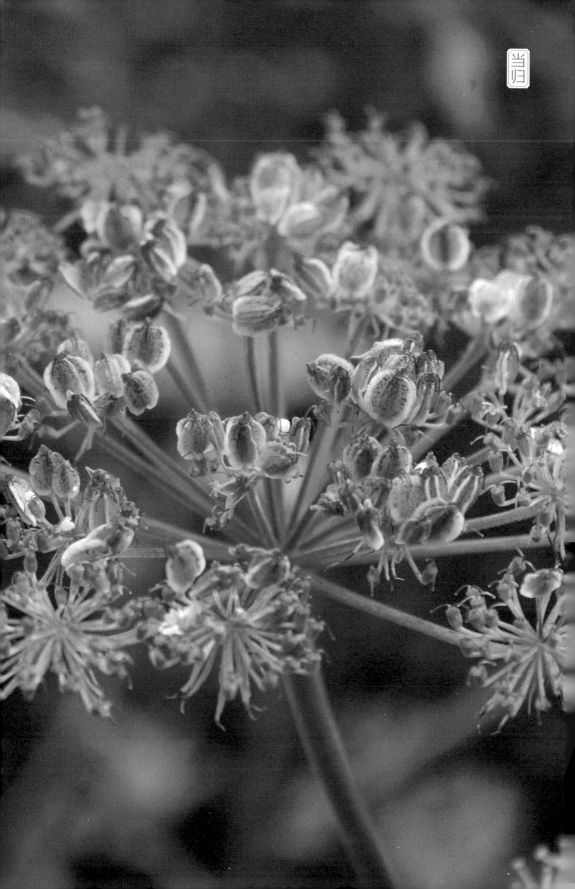

当归

赤小豆（三升，浸，令芽出，曝干）　当归十分

上二味，杵为散，浆水服方寸匕，日三服。

· 升麻鳖甲汤

【歌括】

赤纹咽痛毒为阳，鳖甲周围一指量。

半两雄黄升二两，椒归一两草同行。

【仲景方药原文】

升麻（二两）　当归（一两）　蜀椒（炒去汗，一两）　甘草（一两）
雄黄（半两，研）　鳖甲（手指大一片，炙）

上六味，以水四升，煮取一升，顿服之，老小再服，取汗。

· 升麻鳖甲汤去雄黄、蜀椒

【歌括】

身痛咽痛面皮青，阴毒苛邪隶在经。

即用前方如法服，椒黄务去特丁宁。

【仲景方药原文】

升麻鳖甲汤去雄黄、蜀椒。

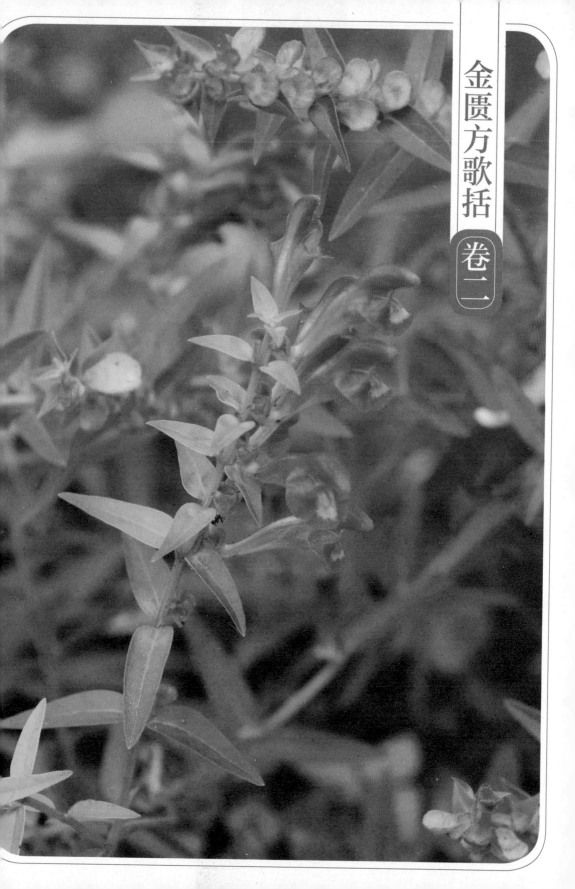

• 鳖甲煎丸

【歌括】

寒热虚实相来往，全凭阴阳为消长。

天气半月而一更，人身之气亦相仿。

否则天人气再更，邪行月尽差可想。

疟病一月不能瘥，疟母结成癥瘕象。

《金匮》急治特垂训，鳖甲赤硝十二分。

方中三分请详言，姜芩扇妇朴苇问。

葳胶桂黄亦相均，相均端令各相奋。

君不见十二减半六分数，柴胡蜣螂表里部。

一分参苈二瞿桃，牡夏芍䗪分各五。

方中四分独蜂窠，体本轻清质水土。

另取灶下一斗灰，一斛半酒浸另服。

纳甲酒内煮如胶，绞汁煎药丸遵古。

空心七丸日三服，老疟得此效桴鼓。

【仲景方药原文】

鳖甲（十二分，炙）　乌扇（三分，烧）　黄芩（三分）　柴胡（六分）
鼠妇（三分，熬）　干姜（三分）　大黄（三分）　芍药（五分）　桂枝（三分）
葶苈（一分，熬）　石韦（三分，去毛）　厚朴（三分）　牡丹（五分，去心）
瞿麦（二分）　紫葳（三分）　半夏（五分）　人参（一分）　　蜃虫（五分，

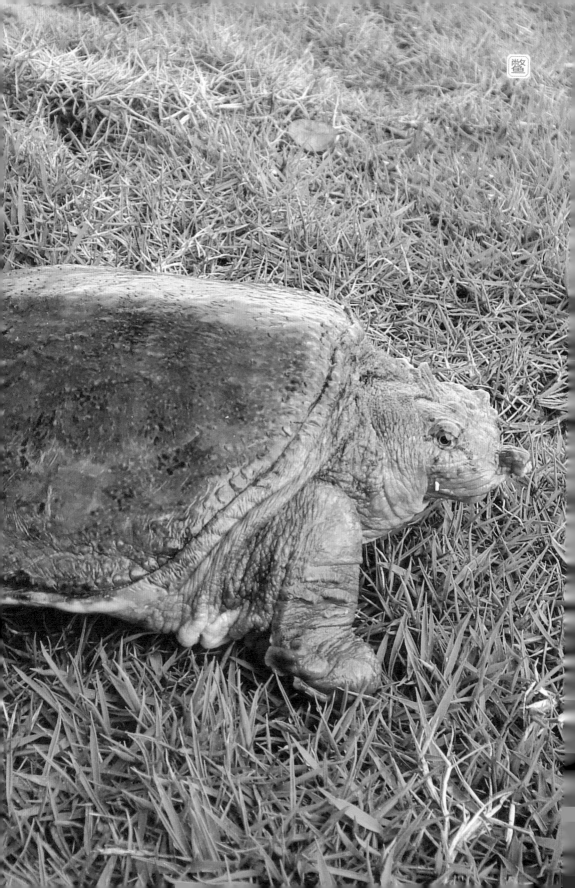

鳖

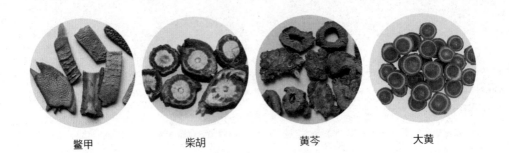

| 鳖甲 | 柴胡 | 黄芩 | 大黄 |

熬）　阿胶（三分，炙）　蜂窠（四分，炙）　赤硝（十二分）　蜣螂（六
分，熬）　桃仁（二分）

　　上二十三味，为末，取煅灶下灰一斗，清酒一斛五斗，浸灰，候酒尽
一半，着鳖甲于中，煮令泛烂如胶漆，绞取汁，纳诸药，煎为丸，如梧子
大，空心服七丸，日三服。

· 白虎加桂枝汤

【歌括】

白虎原汤论已详，桂加三两另名方。

无寒但热为温疟，骨节烦疼呕又妨。

【仲景方药原文】

　　知母（六两）　甘草（二两，炙）　石膏（一斤）　粳米（二合）
桂枝（三两，去皮）

　　上五味，以水一斗，煮米熟汤成，去滓，温服一升，日三服。

· 蜀漆散

【歌括】

阳为痰阻伏心间，牝疟阴邪自往还。

蜀漆云龙平等杵，先时浆服不逾闲。

【仲景方药原文】

蜀漆（洗去腥）　云母（烧二日夜）　龙骨（各等分）

上三味，杵为散，未发前以浆水服半钱。温疟加蜀漆半分，临发时服一钱匕。

• 牡蛎汤

【歌括】

先煎三漆四麻黄，四蛎二甘后煮良。

邪郁胸中须吐越，驱寒散结并通阳。

【仲景方药原文】

牡蛎（四两，熬）　麻黄（去节，四两）　甘草（二两）蜀漆（三两）

上四味，以水八升，先煮蜀漆、麻黄，去上沫，得六升，纳诸药，煮取二升，温服一升，若吐，则勿更服。

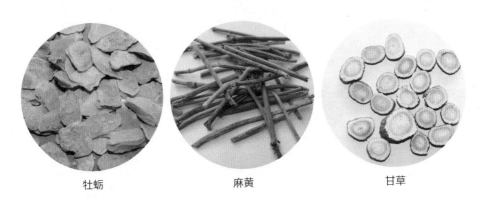

牡蛎　　　　　　　　　麻黄　　　　　　　　　甘草

• 柴胡去半夏加瓜蒌根汤

【歌括】

柴胡去夏为伤阴，加入蒌根四两珍。

疟病渴因邪灼液，蒌根润燥可生津。

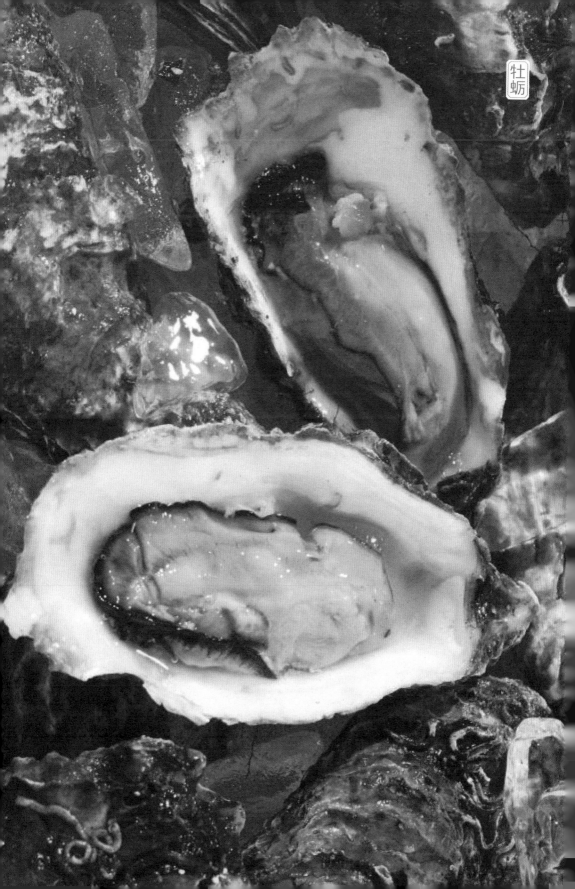
牡蛎

【仲景方药原文】

柴胡（八两）　人参（三两）　黄芩（三两）　甘草（三两）　瓜蒌根（四两）　生姜（二两）　大枣（十二枚）

上七味，以水一斗二升，煮取六升，去滓，再煎取三升，温服一升，日二服。

·柴胡桂姜汤

【歌括】

八柴二草蛎干姜，芩桂宜三瓜四尝。

不呕渴烦头汗出，少阳枢病要精详。

【仲景方药原文】

柴胡（八两）　桂枝（三两，去皮）　干姜（二两）　黄芩（三两）　瓜蒌根（四两）　牡蛎（二两，熬）　甘草（二两，炙）

上七味，以水一斗，煮取六升，去滓，再煎取三升，温服一升，日三服。初服微烦，复服汗出，便愈。

中风历节方

· 侯氏黑散

【歌括】

黑散辛苓归桂芎，参姜矾蛎各三同。

菊宜四十术防十，桔八芩须五分通。

【仲景方药原文】

菊花（四十分）　白术（十分）　细辛（三分）　茯苓（三分）　牡蛎（三分）　桔梗（八分）　防风（十分）　人参（三分）　矾石（三分）黄芩（五分）　当归（三分）　干姜（三分）川芎（三分）　桂枝（三分）

上十四味，杵为散，酒服方寸匕，日一服。初服二十日，温酒调服，禁一切鱼肉大蒜，常宜冷食，六十日止，服药积在腹中不下也，热食即下矣，冷食自能助药力。

· 风引汤

【歌括】

四两大黄二牡甘，龙姜四两桂枝三。

滑寒赤白紫膏六，瘫痫诸风个中探。

【仲景方药原文】

大黄　干姜　龙骨（各四两）　桂枝（三两）　甘草　牡蛎（各二两）寒水石　滑石　赤石脂　白石脂　紫石英　石膏（各六两）

上十二味，杵，粗筛，以苇囊盛之，取三指撮，井花水三升，煮三沸，温服一升。

• 防己地黄汤

【歌括】

妄行独语病如狂，一分己甘三桂防。

杯酒渍来取清汁，二斤蒸地绞和尝。

【仲景方药原文】

防己（一分）　桂枝（三分）　防风（三分）　甘草（一分）

上四味，以酒一杯渍之，绞取汁，生地黄二斤，哎咀，蒸之如斗米饭久，以铜器盛其汁，更绞地黄汁，和，分再服。

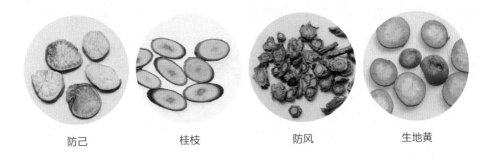

防己　　　桂枝　　　防风　　　生地黄

• 头风摩散

【歌括】

头风偏痛治如何，附子和盐等分摩。

躯壳病生须外治，马膏桑引亦同科。

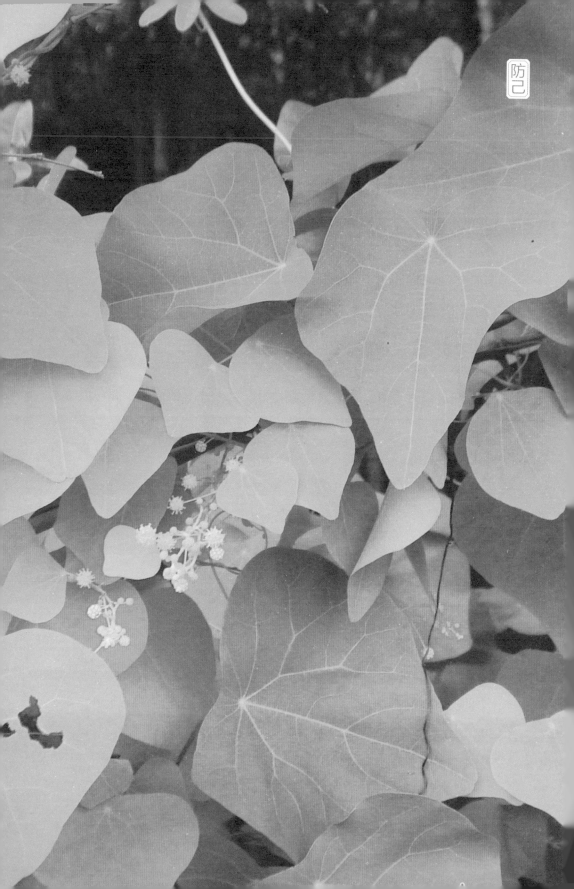

防己

【仲景方药原文】

大附子（一枚，炮）　盐（等分）

上附子为散，和盐，以方寸匕摩头上，令药力行。

• 桂枝芍药知母汤

【歌括】

脚肿身羸欲吐形，芍三姜五是前型。

知防术桂均须四，附子麻甘二两停。

【仲景方药原文】

桂枝（四两）　芍药（三两）　甘草（二两）　麻黄（二两）　生姜（五两）　白术（四两）　知母（四两）　防风（四两）　附子（二枚，炮）

上九味，以水七升，先煮麻黄减二升，去上沫，纳诸药，同煎取二升，温服七合，日三服。

• 乌头汤

【歌括】

历节疼来不屈伸，或加脚气痛维均。

芍芪麻草皆三两，五粒乌头煮蜜匀。

【仲景方药原文】

麻黄　芍药　黄芪（各三两）　甘草（三两，炙）　乌头（五枚）

上将乌头咬咀，以蜜二升，煎取一升，即出乌头。

另四味以水三升，煮取一升，去滓，纳蜜煎中，更煎之，服七合。不知，尽服之。

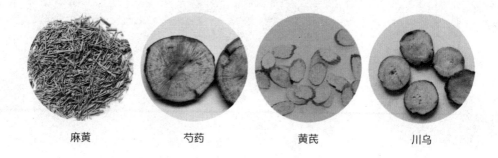

麻黄　　　　芍药　　　　黄芪　　　　川乌

• 矾石汤

【歌括】

脚气冲心矾石汤，煮须浆水浸之良。

湿收毒解兼除热，补却《灵枢》外法彰。

【仲景方药原文】

矾石（二两）

上一味，以浆水一斗五升，煎三五沸，浸脚良。

附方

• 《古今录验》续命汤

【歌括】

姜归参桂草膏麻，三两均匀切莫差。

四十杏仁芎两半，古今录验主风邪。

【仲景方药原文】

麻黄　桂枝　当归　人参　石膏　干姜　甘草（各三两）　川芎（一两五分）　杏仁（四十枚）

上九味，以水一斗，煮取四升，温服一升，当小汗。薄覆脊，凭几

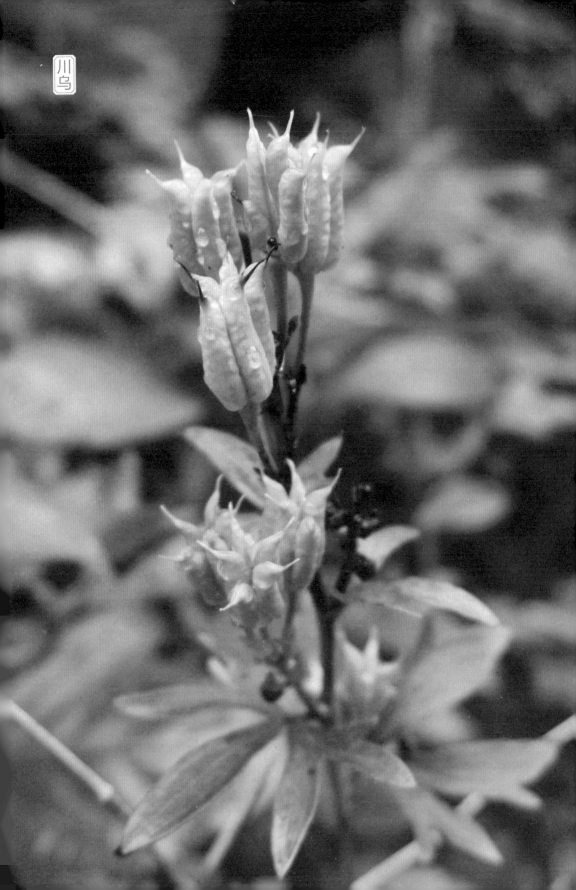

坐，汗出则愈。不汗，更服，无所禁，勿当风。并治但伏不得卧，咳逆上气，面目浮肿。

• 《千金》三黄汤

【歌括】

风乘火势乱心中，节痛肢拘络不通。

二分芪辛四分独，黄芩三分五麻攻。

【加减歌曰】

二分黄加心热端，消除腹满枳枚单。

虚而气逆宜参补，牡蛎潜阳悸可安。

增入蒌根能止渴，各加三分效堪观。

病前先有寒邪在，附子一枚仔细看。

【仲景方药原文】

麻黄（五分）　独活（四分）　细辛（二分）　黄芪（二分）　黄芩（三分）

上五味，以水六升，煮取二升，分温三服。一服小汗，二服大汗。心热加大黄二分，腹满加枳实一枚，气逆加人参三分，悸加牡蛎三分，渴加瓜蒌根三分，先有寒加附子一枚。

• 《近效》术附汤

【歌括】

一剂分服五钱匕，五片生姜一枣饵。

枚半附子镇风虚，二术一草君须记。

白术（二两）　附子（一枚半，炮，去皮）　甘草（一两，炙）

上三味，剉，每五钱匕，生姜五片、大枣一枚，水盏半，煎七分，去滓，温服。

· 崔氏八味丸

（即肾气丸，见妇人杂病。）

· 《千金》越婢加术汤

（歌见水气病。）

血痹虚劳方

· 黄芪桂枝五物汤

【歌括】

血痹如风体不仁,桂枝三两芍芪均。

枣枚十二生姜六,须令阳通效自神。

【仲景方药原文】

黄芪(三两)　芍药(三两)　桂枝(三两)　生姜(六两)　大枣
(十二枚)

上五味,以水六升,煮取二升,温服七合,日三服。(一方有人参。)

· 桂枝加龙骨牡蛎汤

【歌括】

男子失精女梦交,坎离救治在中爻。

桂枝汤内加龙牡,三两相匀要细敲。

【仲景方药原文】

桂枝　芍药　生姜(各三两)　甘草(二两)　大枣(十二枚)　龙
骨　牡蛎(各三两)

上七味,以水七升,煮取三升,分温三服。

• 天雄散

【歌括】

阴精不固本之阳，龙骨天雄三两匡。

六两桂枝八两术，酒调钱匕日三尝。

【仲景方药原文】

天雄（三两，炮） 白术（八两） 桂枝（六两） 龙骨（三两）

上四味，杵为散，酒服半钱匕，日三服，不知，稍增之。

• 小建中汤

【歌括】

建中即是桂枝汤，倍芍加饴绝妙方。

饴取一升六两芍，悸烦腹痛有奇长。

【仲景方药原文】

桂枝（三两，去皮） 甘草（三两，炙） 大枣（十二枚） 芍药（六两） 生姜（三两） 胶饴（一升）

上六味，以水七升，煮取三升，去滓，纳胶饴，更上微火消解，温服一升。日三服。（呕家不可用建中汤，以甜故也。）

• 黄芪建中汤

【歌括】

小建汤加两半芪，诸虚里急治无遗。

急当甘缓虚当补，愈信长沙百世师。

气短胸满生姜好，三两相加六两讨。

如逢腹满胀难消，加茯两半除去枣。

及疗肺虚损不足，补气还须开窍早。

三两半夏法宜加，蠲除痰饮为至宝。

【仲景方药原文】

于小建中汤加黄芪一两五钱，余依上法。气短胸满者加生姜；腹中满者去枣，加茯苓一两半；及疗肺虚损不足，补气加半夏三两。

· 八味肾气丸

（即肾气丸，见妇人杂病篇。）

· 薯蓣丸

【歌括】

三十薯蓣二十草，三姜二豉百枚枣。

桔茯柴胡五分匀，人参阿胶七分讨。

更有六分不参差，芎防杏芍麦术好。

豆卷地归曲桂枝，均宜十分和药捣。

蜜丸弹大酒服之，尽一百丸功可造。

风气百疾并诸虚，调剂阴阳为至宝。

【仲景方药原文】

薯蓣（三十分）　当归　桂枝　干地黄　神曲　大豆黄卷（各十分）甘草（二十分）　川芎　麦门冬　芍药　白术　杏仁（各六分）　人参（七

分） 柴胡 桔梗 茯苓（各五分） 阿胶（七分） 干姜（三分） 白蔹（二分） 防风（六分） 大枣（百枚，为膏）

上二十一味，末之，炼蜜和丸，如弹子大，空腹酒服一丸，一百丸为剂。

• 酸枣仁汤

【歌括】

酸枣二升先煮汤，茯知二两佐之良。

芎甘各一相调剂，服后恬然足睡乡。

【仲景方药原文】

酸枣仁（二升） 甘草（一两） 知母（二两） 茯苓（二两） 川芎（一两）

上五味，以水八升，煮酸枣仁，得六升，纳诸药，煮取三升，分温三服。

• 大黄䗪虫丸

【歌括】

干血致劳穷源委，缓中补虚治大旨。

蟅蛭百个䗪半升，桃杏虻虫一升止。

一两干漆十地黄，更用大黄十分已。

三甘四芍二黄芩，五劳要证须用此。

此方世医勿惊疑，起死回生大可恃。

【仲景方药原文】

大黄（十分，蒸）　黄芩（二两）　甘草（三两）　桃仁（一升）
杏仁（一升）　芍药（四两）　干地黄（十两）　干漆（一两）　蛀虫（一
升）　水蛭（百枚）　蛴螬（百个）　䗪虫（半升）

上十二味，末之，炼蜜和丸小豆大，酒服五丸，日三服。

附方

· 《千金翼》炙甘草汤

【歌括】

结代脉须四两甘，枣枚三十桂姜三。

半升麻麦一斤地，二两参胶酒水涵。

【仲景方药原文】

甘草（四两，炙）　桂枝　生姜（各三两）　麦门冬（半升）　麻仁
（半升）　人参　阿胶（各二两）　大枣（三十枚）　生地黄（一斤）

上九味，以酒七升、水八升，先煮八味，取三升，去滓，纳胶烊消
尽，温服一升，日三服。

· 《肘后》獭肝散

【歌括】

獭肝变化少人知，一月能生一叶奇。

鬼疰冷劳宜此物，传尸虫蛊是专司。

【仲景方药原文】

獭肝一具，炙干末之，水服方寸匕，日三服。

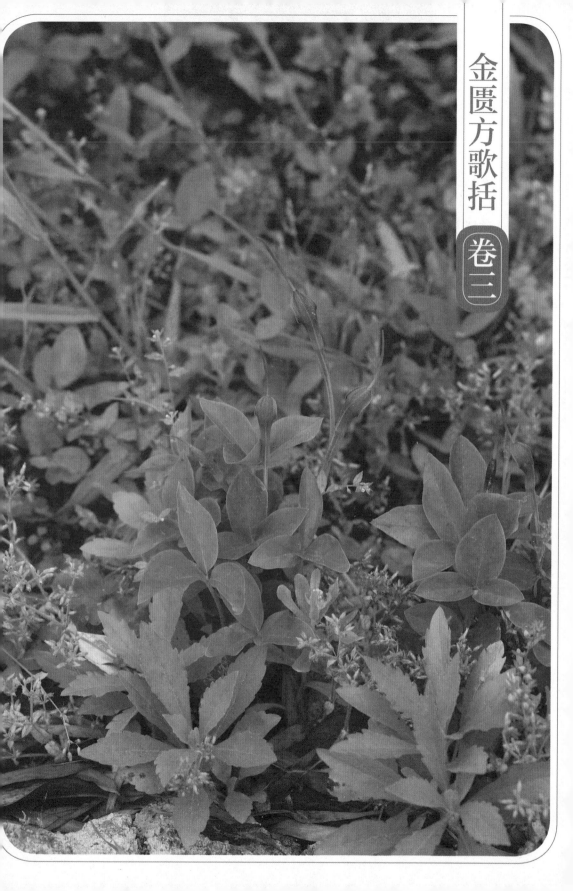

肺痿肺痈咳嗽上气方

·甘草干姜汤

【歌括】

二两干姜四炙甘，姜须炮透旨须探。

肺中津涸方成痿，气到津随得指南。

【仲景方药原文】

甘草（四两，炙）　干姜（二两，炮）

上咬咀，以水三升，煮取一升五合，去滓，分温再服。

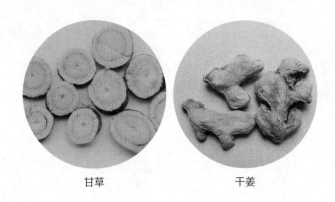

甘草　　　　　　　　　　干姜

·射干麻黄汤

【歌括】

喉中咳逆水鸡声，三两干辛款菀行。

夏味半升枣七粒，姜麻四两破坚城。

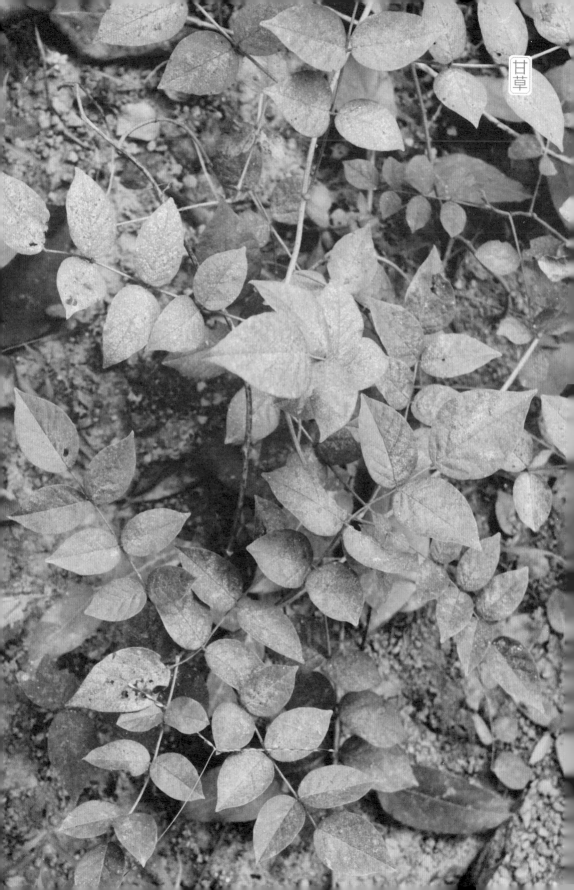

甘草

【仲景方药原文】

射干（三两）　麻黄（四两）　生姜（四两）　细辛（三两）　紫菀（三两）　款冬花（三两）　五味子（半升）　大枣（七枚）　半夏（半升）

上九味，以水一斗二升，先煮麻黄两沸，去上沫，纳诸药，煮取三升，分温三服。

• 皂荚丸

【歌括】

浊痰上气坐难眠，痈势将成壅又坚。

皂荚蜜丸调枣下，绸缪须在雨之前。

【仲景方药原文】

皂荚（八两，刮去皮，酥炙）

上一味，末之，蜜丸梧子大，以枣膏和汤服三丸，日三夜一服。

• 厚朴麻黄汤

【歌括】

杏仁夏味半升量，升麦四麻五朴良。

二两姜辛膏蛋大，脉浮咳喘此方当。

【仲景方药原文】

厚朴（五两）　麻黄（四两）　石膏（如鸡子大）　杏仁（半升）半夏（半升）　干姜（二两）　细辛（二两）　小麦（一升）　五味子（半升）

上九味，以水一斗二升，先煮小麦熟，去滓，纳诸药，煮取三升，温服一升，日三服。

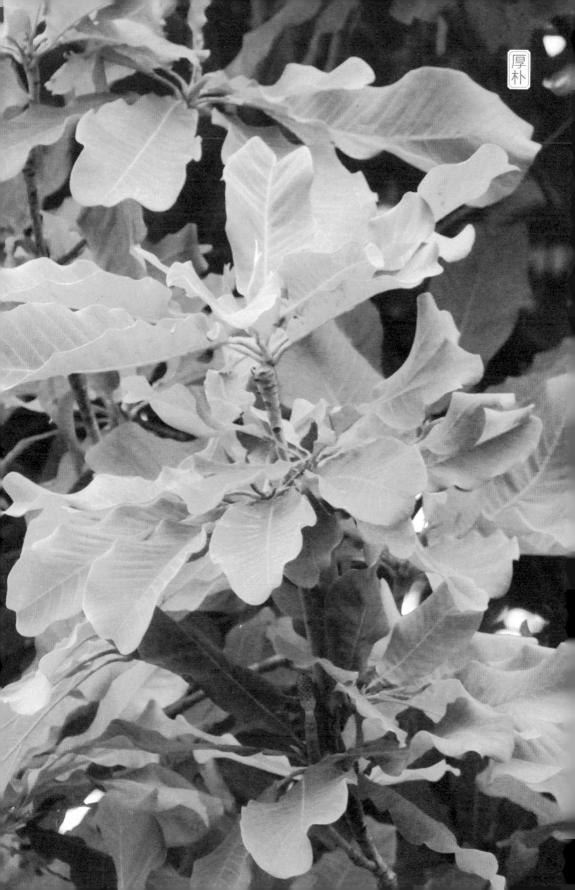
厚朴

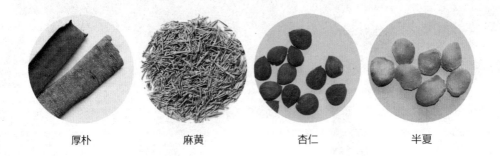

| 厚朴 | 麻黄 | 杏仁 | 半夏 |

· 泽漆汤

【歌括】

五两紫参姜白前，三升泽漆法分煎。

桂芩参草同三两，半夏半升涤饮专。

【仲景方药原文】

半夏（半升）　紫参（五两，一作紫菀）　泽漆（三升）（以东流水五斗，煮取一斗五升）　生姜（五两）　白前（五两）　甘草　黄芩　人参　桂枝（各三两）

上九味，㕮咀，纳泽漆汤中，煮取五升，温服五合，至夜尽。

· 麦门冬汤

【歌括】

火逆原来气上冲，一升半夏七升冬。

参甘二两粳三合，枣十二枚是正宗。

【仲景方药原文】

麦门冬（七升）　半夏（一升）　人参　甘草（各二两）　粳米（三合）　大枣（十二枚）

上六味，以水一斗二升，煮取六升，温服一升，日三夜一服。

• 葶苈大枣泻肺汤

【歌括】

喘而不卧肺痈成，口燥胸疼数实呈。

葶苈一丸十二枣，雄军直入夺初萌。

【仲景方药原文】

葶苈（熬令黄色，捣丸如鸡子大）　　大枣（十二枚）

上先以水三升，煮枣取二升，去枣，纳葶苈，煮取一升，顿服。

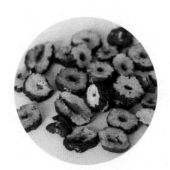

大枣

• 桔梗汤

【歌括】

脓如米粥肺须清，毒溃难支要药轻。

甘草二兮桔一两，土金合化得生生。

【仲景方药原文】

桔梗（一两）　甘草（二两）

上以水三升，煮取一升，分温再服，则吐脓血也。

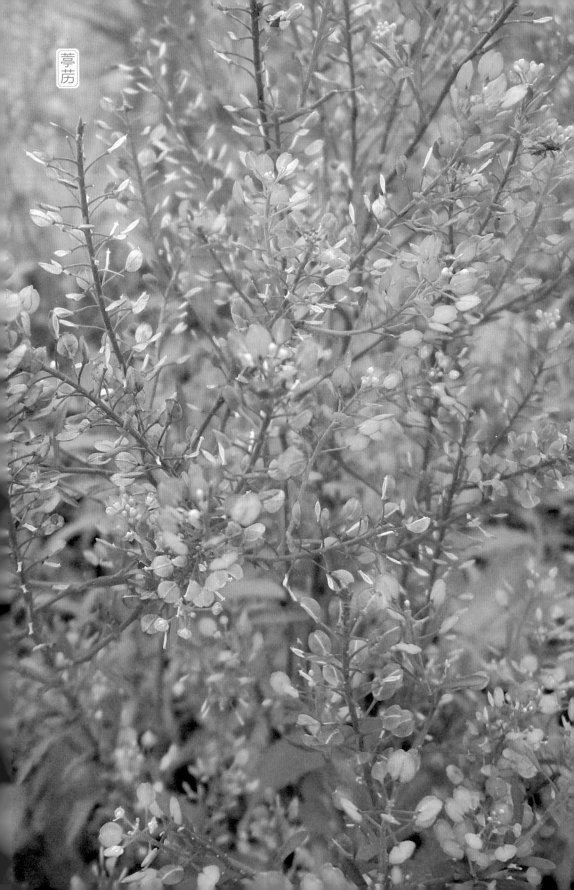
葶苈

• 越婢加半夏汤

【歌括】

风水多兮气亦多，水风相搏浪滔滔。

全凭越婢平风水，加夏半升奠巨波。

【仲景方药原文】

麻黄（六两）　石膏（半斤）　生姜（三两）　大枣（十二枚）　甘草（二两）　半夏（半升）

上六味，以水六升，先煮麻黄，去上沫，纳诸药，煮取三升，分温三服。

• 小青龙加石膏汤

【歌括】

小龙分两照原方，二两膏加仔细详。

水饮得温方可散，欲除烦躁藉辛凉。

【仲景方药原文】

麻黄　芍药　桂枝　细辛　甘草　干姜（各三两）　五味子　半夏（各半升）　石膏（二两）

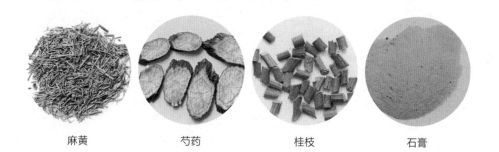

麻黄　　　　芍药　　　　桂枝　　　　石膏

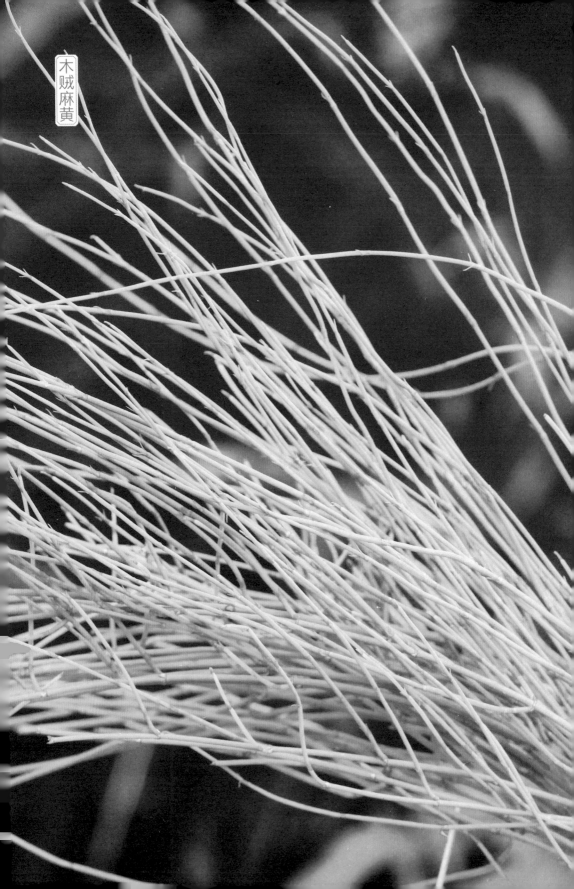

木贼麻黄

上九味，以水一斗，先煮麻黄，去上沫，纳诸药，煮取三升。强人服一升，羸者减之，日三服，小儿服四合。

> ### 附方

· 《外台》炙甘草汤

【歌括】

结代脉须四两甘，枣枚三十桂姜三。

半升麻麦一斤地，二两参胶酒水涵。

【仲景方药原文】

甘草（四两，炙）　生姜（三两，切）　人参（二两）　生地黄（一斤）　桂枝（三两，去皮）　阿胶（二两）　麦门冬（半升，去心）　麻仁（半升）　大枣（三十枚，擘）

上九味，以清酒七升，水八升，先煮八味，取三升，去滓，纳胶烊消尽，温服一升，日三服。一名复脉汤。

· 《千金》甘草汤

【歌括】

甘草名汤咽痛求，方效二两不多收。

后人只认中焦药，谁识少阴主治优。

【仲景方药原文】

甘草（二两）

上一味，以水三升，煮减半，分温三服。

·《千金》生姜甘草汤

【歌括】

肺痿唾涎咽燥殃，甘须四两五生姜。

枣枚十二参三两，补土生津润肺肠。

【仲景方药原文】

生姜（五两）　人参（三两）　甘草（四两）　大枣（十五枚）

上四味，以水七升，煮取三升，分温三服。

·《千金》桂枝去芍药加皂荚汤

【歌括】

桂枝去芍本消阴，痰饮挟邪迫肺金。

一个皂驱黏腻浊，桂枝运气是良箴。

【仲景方药原文】

桂枝　生姜（各三两）　甘草（二两）　大枣（十枚）　皂荚（一枚，去皮，子炙焦）

上五味，以水七升，微火煮取三升，分温三服。

·《外台》桔梗白散

【歌括】

巴豆熬来研似脂，只须一分守成规。

更加桔贝均三分，寒实结胸细辨医。

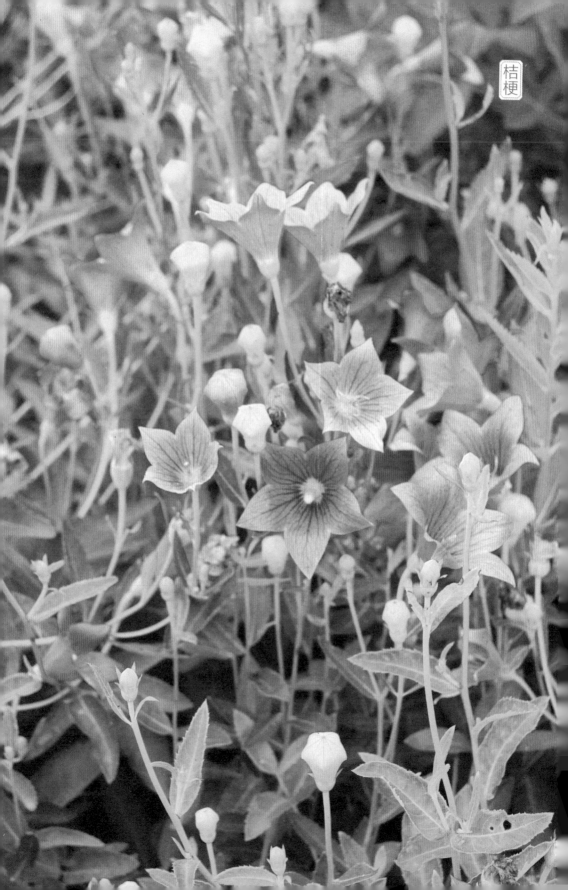
桔梗

【仲景方药原文】

桔梗　贝母（各三分）　巴豆（一分，去皮熬，研如霜）

上三味，为散，强人饮服半钱匕，羸者减之。病在膈上者吐脓血，膈下者泻出，若下多不止，饮冷水一杯则定。

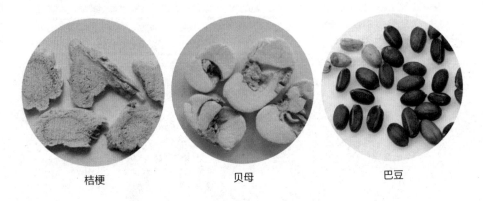

桔梗　　　　　　　贝母　　　　　　　巴豆

•《千金》苇茎汤

【歌括】

胸中甲错肺痈成，烦满咳痰数实呈。

苡瓣半升桃五十，方中先煮二升茎。

【仲景方药原文】

苇茎（二升）　薏苡仁（半升）　桃仁（五十枚）　瓜瓣（半升）

上四味，以水一斗，先煮苇茎，得五升，去滓，纳诸药，煮取二升，服一升，再服，当吐如脓。

奔豚气病方

· 奔豚汤

【歌括】

气冲腹痛号奔豚，四两夏姜五葛根。

归芎芍芩甘二两，李皮须到一升论。

【仲景方药原文】

甘草　川芎　当归　黄芩　芍药（各二两）　半夏　生姜（各四两）

生葛（五两）　李根白皮（一升）

上九味，以水二斗，煮取五升，温服一升，日三夜一服。

· 桂枝加桂汤

【歌括】

气从脐逆号奔豚，汗为烧针启病源。

只取桂枝汤本味，再加二两桂枝论。

【仲景方药原文】

桂枝（五两）　芍药（三两）　甘草（二两，炙）　生姜（三两）

大枣（十二枚）

上五味，以水七升，微火煮取三升，去滓，温服一升。

· 茯苓桂枝甘草大枣汤

【歌括】

八两茯苓四两桂，炙甘二两悸堪治。

枣推十五扶中土，煮取甘澜两度施。

【仲景方药原文】

茯苓（半斤）　甘草（二两，炙）　大枣（十五枚）　桂枝（四两）

上四味，以甘澜水一斗，先煮茯苓，减二升，纳诸药，煮取三升，去滓，温服一升，日三服。

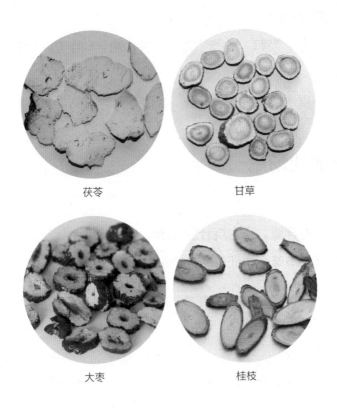

茯苓　　　　　　　　　　　甘草

大枣　　　　　　　　　　　桂枝

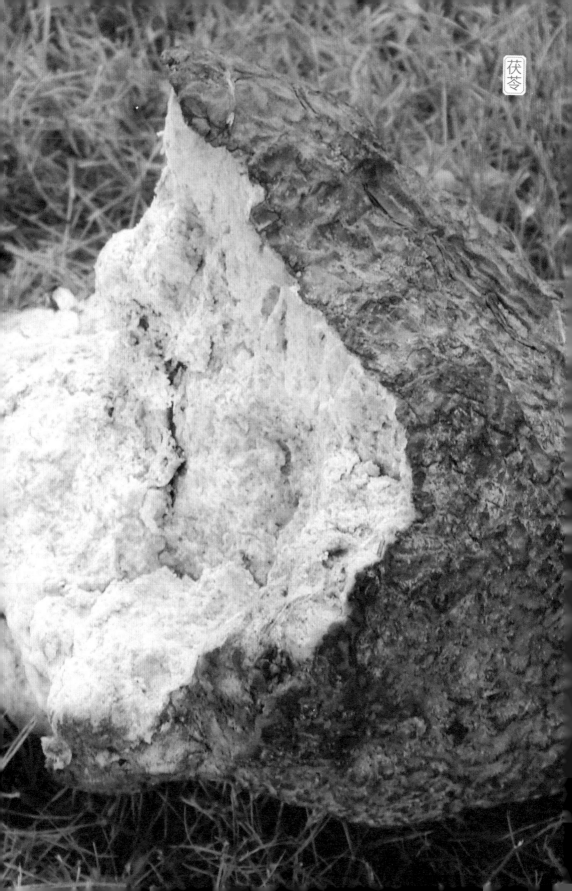

· 瓜蒌薤白白酒汤

【歌括】

胸为阳位似天空，阴气弥沦痹不通。

薤白半升蒌一个，七升白酒奏奇功。

【仲景方药原文】

瓜蒌实（一枚，捣）　薤白（半斤）　白酒（七升）

上三味，同煮，取二升，分温再服。

· 瓜蒌薤白半夏汤

【歌括】

胸背牵疼不卧时，半升半夏一蒌施。

薤因性湿惟三两，斗酒同煎涤饮奇。

【仲景方药原文】

瓜蒌实（一枚，捣）　薤白（三两）　半夏（半斤）　白酒（一斗）

上四味同煮，取四升，温服一升，日三服。

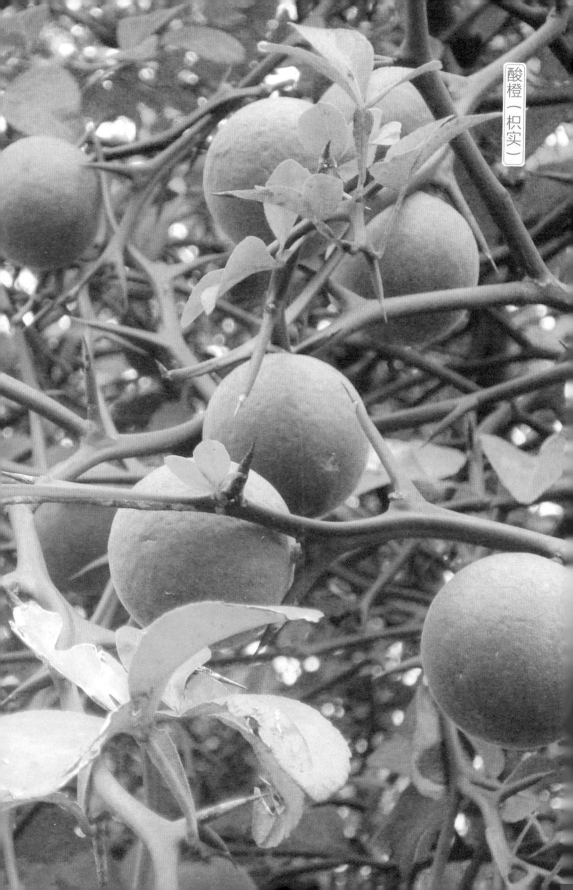

酸橙（枳实）

· 枳实瓜蒌薤白桂枝汤

【歌括】

痞连胸胁逆攻心，薤白半升四朴寻。

一个瓜蒌一两桂，四枚枳实撤浮阴。

【仲景方药原文】

枳实（四枚）　厚朴（四两）　薤白（半升）　桂枝（一两）　瓜蒌实（一枚，捣）

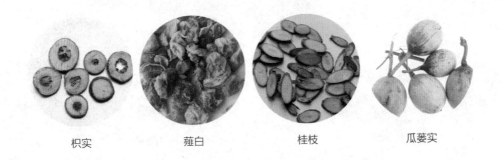

枳实　　　　薤白　　　　桂枝　　　　瓜蒌实

上五味，以水五升，先煮枳实、厚朴，取二升，去滓，纳诸药，再煮数沸，分温三服。

· 人参汤

【歌括】

理中加桂人参汤，阳复阴邪自散藏。

休讶补攻分两道，道消道长细推详。

【仲景方药原文】

人参　甘草　干姜　白术（各三两）

上四味，以水八升，煮取三升，温服一升，日三服。

· 茯苓杏仁甘草汤

【歌括】

痹而短气孰堪医，甘一苓三淡泄之。

更有杏仁五十粒，水行气顺不求奇。

【仲景方药原文】

茯苓（三两）　杏仁（五十个）　甘草（一两）

上三味，以水一斗，煮取五升，温服一升，日三服，不瘥，更服。

· 橘皮枳实生姜汤

【歌括】

痹而气塞又何施，枳实辛香三两宜。

橘用一斤姜减半，气开结散勿迟疑。

【仲景方药原文】

橘皮（一斤）　枳实（三两）　生姜（半斤）

上三味，以水五升，煮取二升，分温再服。

· 薏苡附子散

【歌括】

痹来缓急属阳微，附子十枚切莫违。

更有薏仁十五两，筋资阴养得阳归。

【仲景方药原文】

薏苡仁（十五两）　大附子（十枚，炮）

上二味，杵为散，服方寸匕，日三服。

• 桂枝生姜枳实汤

【歌括】

心悬而痛痞相连，痰饮上弥客气填。

三两桂姜五两枳，祛寒散逆并攻坚。

【仲景方药原文】

桂枝（三两）　生姜（三两）　枳实（五两）

上三味，以水六升，煮取三升，分温三服。

• 乌头赤石脂丸

【歌括】

彻背彻胸痛不休，阳光欲熄实堪忧。

乌头一分五钱附，赤石椒姜一两求。

【仲景方药原文】

蜀椒（一两）　乌头（一分，炮）　附子（半两，炮）　干姜（一两）
赤石脂（一两）

上五味，末之，蜜丸如桐子大，先食服一丸，日三服。不知，稍
加服。

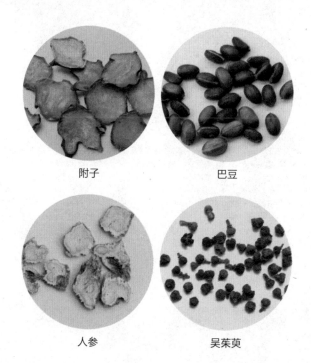

附子　　　　　　　　　巴豆

人参　　　　　　　　　吴茱萸

[附方]

· 九痛丸

【歌括】

九种心疼治不难，狼萸姜豆附参安。

附须三两余皆一，攻补同行仔细看。

【仲景方药原文】

附子（三两，炮）　生狼牙（一两，炙香）　巴豆（一两，去皮、心，熬，研如脂）　人参　干姜　吴茱萸（各一两）

上六味，末之，炼蜜丸如梧桐子大，酒下。强人初服三丸，日三服；弱者二丸。兼治卒中恶，腹胀，口不能言；又治连年积冷，流注心胸痛，并冷冲上气，落马坠车血疾等证，皆主之。忌口如常法。

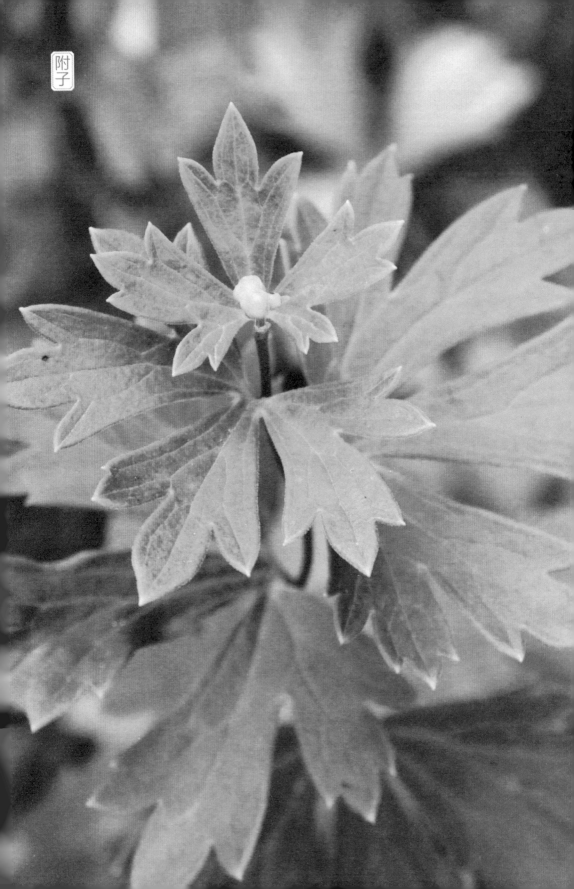
附子

腹满寒疝宿食方

· 附子粳米汤

【歌括】

腹中切痛作雷鸣，胸胁皆膨呕吐成。

附子一枚枣十个，半升粳夏一甘烹。

【仲景方药原文】

附子（一枚，炮）　半夏（半升）　甘草（一两）　大枣（十枚）　粳米（半升）

上五味，以水八升，煮米熟，汤成，去滓，温服一升，日三服。

· 厚朴七物汤

【歌括】

满而便闭脉兼浮，三两甘黄八朴投。

二桂五姜十个枣，五枚枳实效优优。

【仲景方药原文】

厚朴（半斤）　甘草（三两）　大黄（三两）　大枣（十枚）　枳实（五枚）　桂枝（二两）　生姜（五两）

上七味，以水一斗，煮取四升，温服八合，日三服。呕者加半夏五合，下利去大黄，寒多者加生姜至半斤。

· 大柴胡汤

【歌括】

八柴四枳五生姜，芩芍三两二大黄。

半夏半升十二枣，少阳实证下之良。

【仲景方药原文】

柴胡（半斤）　黄芩（三两）　芍药（三两）　半夏（半升，洗）枳实（四枚，炙）　大黄（二两）　大枣（十二枚）　生姜（五两）

上八味，以水一斗二升，煮取六升，去滓，再煎，温服一升，日三服。

· 厚朴三物汤

【歌括】

痛而便闭下无疑，四两大黄朴倍之。

枳用五枚先后煮，小承变法更神奇。

【仲景方药原文】

厚朴（八两）　大黄（四两）　枳实（五枚）

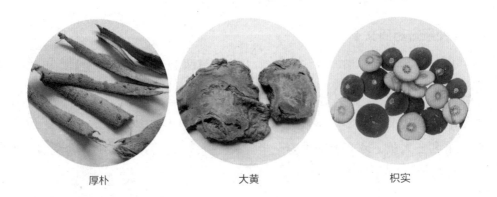

厚朴　　　　　　　　　大黄　　　　　　　　　枳实

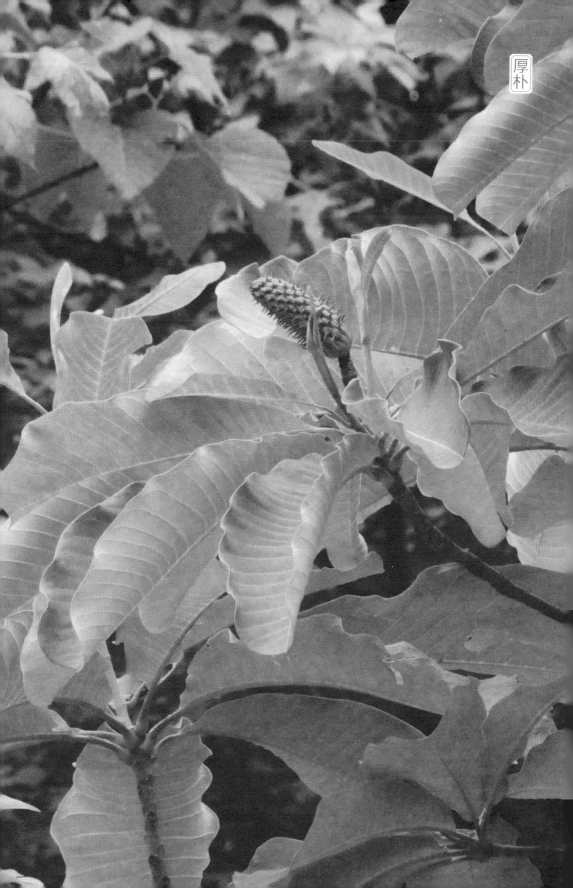

厚朴

上三味，以水一斗二升，先煮二味，取五升，纳大黄，煮取三升，温服一升，以利为度。

· 大承气汤

（见痉病。）

· 大建中汤

【歌括】

痛呕食艰属大寒，腹冲头足触之难。
干姜四两椒二合，参二饴升食粥安。

【仲景方药原文】

蜀椒（二合，炒，去汗）　干姜（四两）　人参（二两）

上三味，以水四升，煮取二升，去滓，纳胶饴一升，微火煎取二升半，分温再服；如一炊顷，可饮粥二升，后更服，当一日食糜，温覆之。

· 大黄附子汤

【歌括】

胁下偏疼脉紧弦，若非温下恐迁延。
大黄三两三枚附，二两细辛可补天。

【仲景方药原文】

大黄（三两）　附子（三枚，炮）　细辛（二两）

上三味，以水五升，煮取二升，分温三服；若强人，煮取二升半，分温三服。服后如人行四五里，进一服。

· 赤丸

【歌括】

寒而厥逆孰为珍，四两夏苓一两辛。

中有乌头二两炮，蜜丸朱色妙通神。

【仲景方药原文】

茯苓（四两）　乌头（二两，炮）　半夏（四两，洗）　细辛（一两）

上四味，末之，纳真朱为色，炼蜜为丸，如麻子大，先食饮酒下三丸，日再服，一服不知，稍增，以知为度。

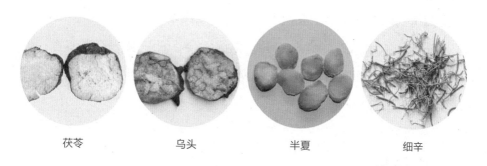

茯苓　　　　乌头　　　　半夏　　　　细辛

· 大乌头煎

【歌括】

沉紧而弦痛绕脐，白津厥逆冷凄凄。

乌头五个煮添蜜，顷刻颠危快挈提。

【仲景方药原文】

乌头（大者五枚，熬，去皮，不必咀）

上以水三升，煮取一升，去滓，纳蜜二升，煎令水气尽，取二升。强人服七合，弱人服五合。不瘥，明日更服，不可一日再服。

· 当归生姜羊肉汤

【歌括】

腹痛胁疼急不堪，羊斤姜五并归三。

于今豆蔻香砂法，可笑依盲授指南。

【加减歌曰】

寒多增到一斤姜，痛呕宜加橘术商。

术用一兮橘二两，祛痰止呕补中方。

【仲景方药原文】

当归（三两）　生姜（五两）　羊肉（一斤）

上三味，以水八升，煮取三升，温服七合，日三服。若寒多者，加生姜成一斤；痛多而呕者，加橘皮二两、白术一两。加生姜者，亦加水五升，煮取三升二合，服之。

· 乌头桂枝汤

【歌括】

腹痛身疼肢不仁，药攻刺灸治非真。

桂枝汤照原方煎，蜜煮乌头合用神。

【仲景方药原文】

乌头（五枚）

上一味，以蜜二斤，煎减半，去滓，以桂枝汤五合解之，令得一升后，初服二合，不知，即服三合；又不知，复加至五合。其知者，如醉状，得吐者为中病。

· 《外台》乌头汤

（即大乌头煎，歌括见上。）

· 《外台》柴胡桂枝汤

【歌括】

小柴原方取半煎，桂枝汤入复方全。

阳中太少相因病，偏重柴胡作仔肩。

【仲景方药原文】

桂枝（一两半，去皮） 黄芩（一两半） 人参（一两半） 甘草（一两，炙） 半夏（二合半，洗） 芍药（一两半） 大枣（六枚，擘） 生姜（一两半，切） 柴胡（四两）

上九味，以水七升，煮取三升，去滓，温服一升。

· 《外台》走马汤

【歌括】

外来异气伤人多，腹胀心疼走马搓。

巴杏二枚同捣细，冲汤捻汁好驱邪。

【仲景方药原文】

杏仁（二枚） 巴豆（二枚，去皮、心，熬）

上二味，以绵缠，捶令碎，热汤二合，捻取白汁饮之，当下。老少量之，通治飞尸鬼击病。

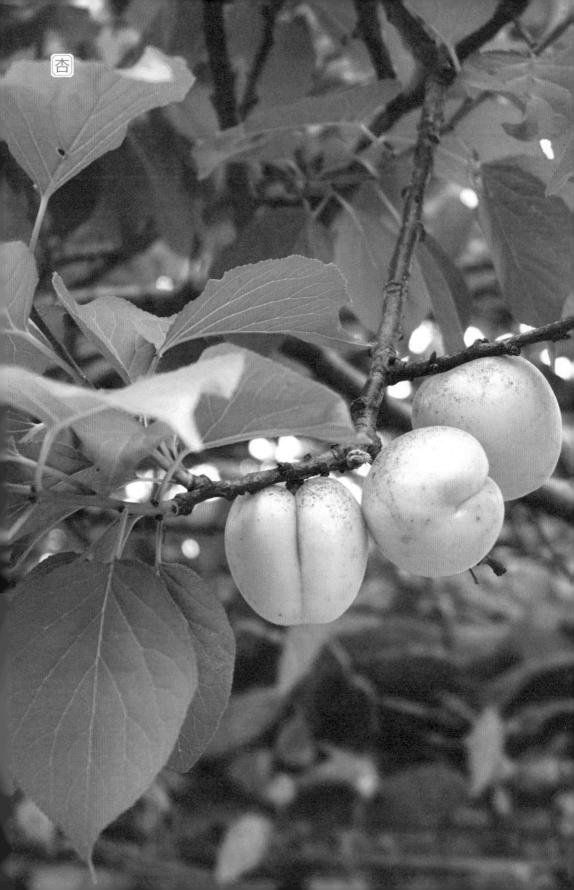
杏

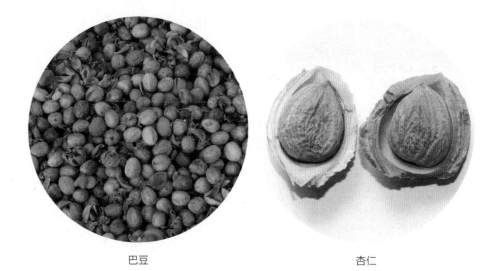

巴豆　　　　　　　　　　　　杏仁

· 大承气汤

（见痉病。）

· 瓜蒂散

【歌括】

痛在胸中气分乖，咽喉息碍痞难排。

平行瓜豆还调豉，寸脉微浮涌吐佳。

【仲景方药原文】

瓜蒂（一分，熬黄）　赤小豆（一分，煮）

上二味，杵为散，以香豉七合煮取汁，和散一钱匕，温服之。不吐者，少加之，以快吐为度而止。（亡血及虚者不可与之。）

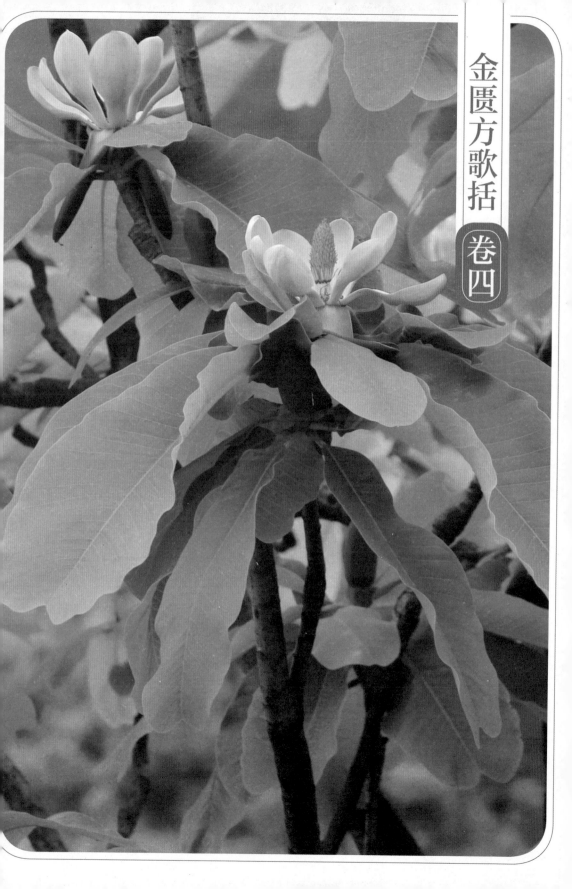

• 旋覆花汤

【歌括】

肝着之人欲蹈胸，热汤一饮便轻松。

覆花三两葱十四，新绛通行少许从。

【仲景方药原文】

旋覆花（三两）　葱（十四茎）　新绛（少许）

上三味，以水三升，煮取一升，顿服之。

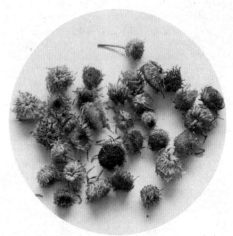

旋覆花

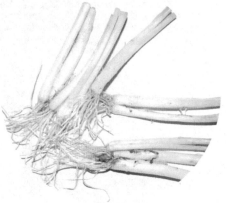

葱

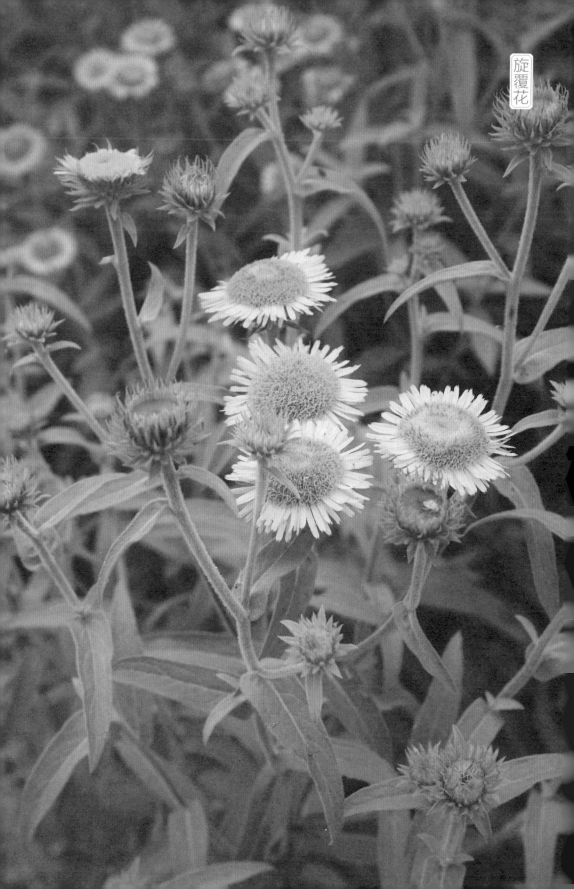

旋覆花

· 麻仁丸

【歌括】

一升杏子二升麻，枳芍半斤效可夸。

黄朴一斤丸饮下，缓通脾约是专家。

【仲景方药原文】

麻子仁（二升）　芍药（半斤）　枳实（半斤）　大黄（一斤）　厚朴（一尺）　杏仁（一升）

上六味，末之，炼蜜和丸梧子大，饮服十丸，日三，以知为度。

· 甘草干姜茯苓白术汤

【歌括】

腰冷溶溶坐水泉，腹中如带五千钱。

术甘二两姜苓四，寒湿同驱岂偶然？

【仲景方药原文】

甘草（二两）　白术（二两）　干姜（四两）　茯苓（四两）

上四味，以水五升，煮取三升，分温三服，腰即温。

痰饮咳嗽方

· 苓桂术甘汤

【歌括】

病因吐下气冲胸，起则头眩身振从。

苓四桂三术草二，温中降逆效从容。

【仲景方药原文】

茯苓（四两）　桂枝（三两）　白术（三两）　甘草（二两）

上四味，以水六升，煮取三升，分温三服，小便则利。

· 肾气丸

（见妇人杂病。）

· 甘遂半夏汤

【歌括】

满从利减续还来，甘遂三枚芍五枚。

十二枚夏指大草，水煎加蜜法双该。

【仲景方药原文】

甘遂（大者，三枚）　半夏（十二枚，以水一升，煮取半升，去滓）

芍药（五枚）　甘草（如指大，一枚，炙）

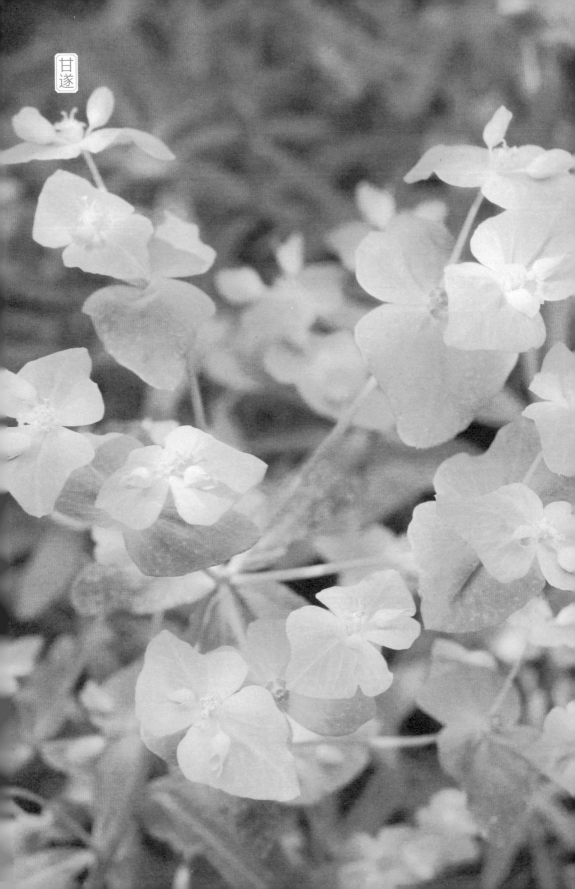

甘
遂

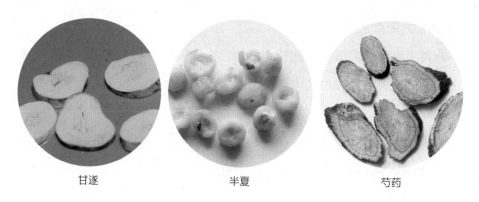

| 甘遂 | 半夏 | 芍药 |

上四味，以水二升，煮取半升，去滓，以蜜半升，和药汁煎取八合，顿服之。

· 十枣汤

【歌括】

大戟芫花甘遂平，妙将十枣煮汤行。

中风表证全除尽，里气未和此法程。

【仲景方药原文】

芫花（熬） 甘遂 大戟（各等分）

上三味，捣筛，以水一升五合，先煮肥大枣十枚，取八合，去滓，纳药末。强人服一钱匕，羸人服半钱，平旦温服之；不下者，明日更加半钱。得快下后，糜粥自养。

· 大青龙汤

【歌括】

二两桂甘三两姜，膏如鸡子六麻黄。

枣枚十二五十杏，无汗烦而且躁方。

麻黄（六两，去节）　桂枝（二两，去皮）　甘草（二两，炙）　杏仁（五十枚，去皮、尖）　生姜（三两）　大枣（十二枚）　石膏（如鸡子大，碎）

上七味，以水九升，先煮麻黄，减二升，去上沫，纳诸药，煮取三升，去滓，温服一升，取微似汗。汗多者，温粉粉之。

· 小青龙汤

【歌括】

桂麻姜芍草辛三，夏味半升记要谙。
表不解兮心下水，咳而发热句中探。

【加减歌曰】

若渴去夏取蒌根，三两加来功亦壮。
微利去麻加芫花，熬赤取如鸡子样。
若噎去麻炮附加，只用一枚功莫上。
麻去再加四两苓，能除尿短小腹胀。
若喘除麻加杏仁，须去皮尖半升量。

【仲景方药原文】

麻黄（去节）　芍药　干姜　甘草（炙）　细辛　桂枝（去皮）（各三两）　五味子（半升）　半夏（半升，洗）

上八味，以水一斗，先煮麻黄，减二升，去上沫，纳诸药，煮取三升，去滓，温服一升。若渴，去半夏，加瓜蒌根三两；若微利，去麻黄，加芫花，熬成赤色，如一鸡子大；若噎者，去麻黄，加附子一枚，炮；若小便不利，少腹满者，去麻黄，加茯苓四两；若喘，去麻黄，加杏仁半升，去皮、尖。且莞花不治利，麻黄主喘，今此语反之，疑非仲景意。

·木防己汤

【歌括】

喘满痞坚面色鳌，己三桂二四参施。

膏枚二个如鸡子；辛苦寒温各适宜。

【仲景方药原文】

木防己（三两）　石膏（十二枚，如鸡子大）　桂枝（二两）　人参
（四两）

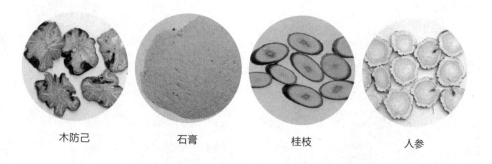

| 木防己 | 石膏 | 桂枝 | 人参 |

上四味，以水六升，煮取二升，分温再服。

·木防己去石膏加茯苓芒硝汤

【歌括】

四两苓加不用膏，芒硝三合展奇韬。

气行复聚知为实，以软磨坚自不劳。

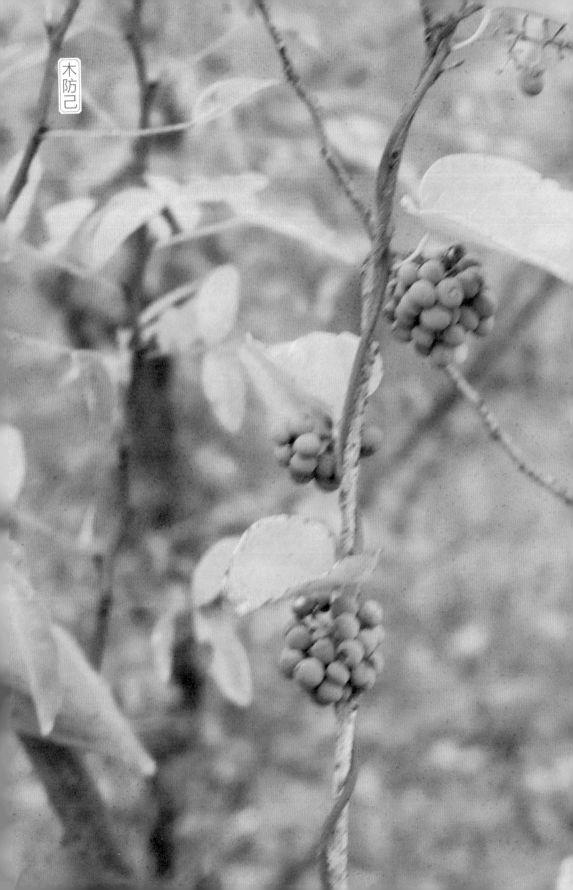
木防己

木防己（二两）　桂枝（二两）　人参（四两）　芒硝（三合）　茯苓（四两）

上五味，以水六升，煮取二升，去滓，纳芒硝，再微煎，分温再服，微利则愈。

·泽泻汤

【歌括】

清阳之位饮邪乘，眩冒频频苦不胜。

泽五为君术二两，补脾制水有奇能。

【仲景方药原文】

泽泻（五两）　白术（二两）

上二味，以水二升，煮取一升，分温再服。

·厚朴大黄汤

【歌括】

胸为阳位似天空，支饮填胸满不通。

尺朴为君调气分，四枚枳实六黄攻。

【仲景方药原文】

厚朴（一尺）　大黄（六两）　枳实（四枚）

上三味，以水五升，煮取二升，分温再服。

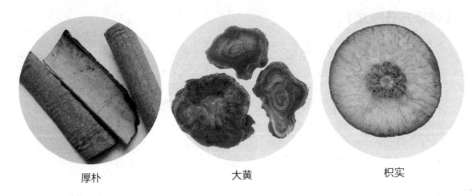

| 厚朴 | 大黄 | 枳实 |

• 葶苈大枣泻肺汤

（歌见肺痈。）

• 小半夏汤

【歌括】

呕家见渴饮当除，不渴应知支饮居。

半夏一升姜八两，源头探得病根锄。

【仲景方药原文】

半夏（一升）　生姜（半斤）

上二味，以水七升，煮取一升半，分温再服。

• 己椒苈黄丸

【歌括】

肠中有水口带干，腹里为肠按部观。

椒己苈黄皆一两，蜜丸饮服日三餐。

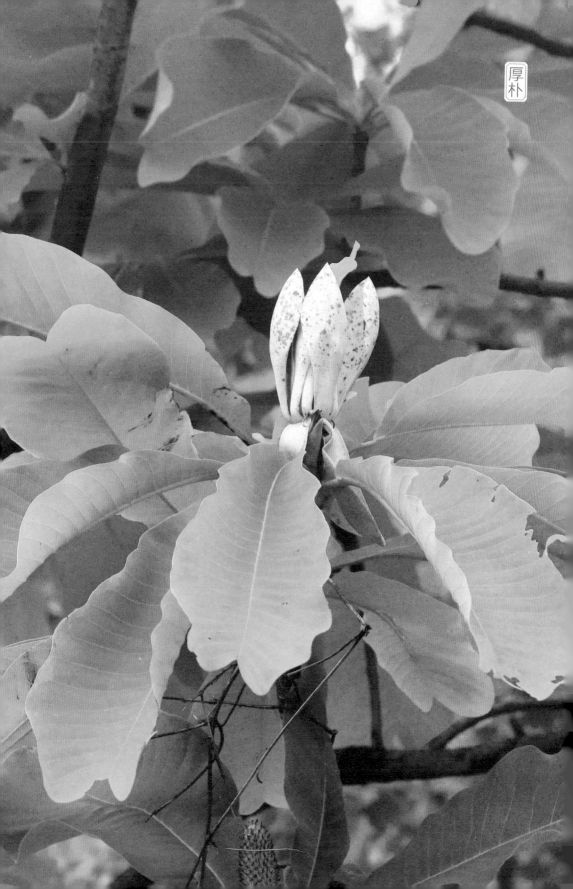

厚朴

【仲景方药原文】

防己　椒目　葶苈（熬）　大黄（各一两）

上四味，末之，蜜丸如梧子大，先食饮服一丸，日三服，稍增，口中有津液。渴者加芒硝半两。

· 小半夏加茯苓汤

【歌括】

呕吐悸眩痞又呈，四苓升夏八姜烹。

膈间有水金针度，澹渗而辛得病情。

【仲景方药原文】

半夏（一升）　生姜（半斤）　茯苓（四两）

上三味，以水七升，煮取一升五合，分温再服。

· 五苓散

【歌括】

猪术茯苓十八铢，泽宜一两六铢符。

桂枝半两磨调服，暖水频吞汗出苏。

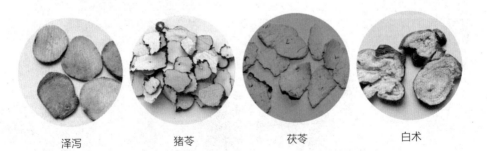

泽泻　　　　猪苓　　　　茯苓　　　　白术

【仲景方药原文】

泽泻（一两六铢）　猪苓（十八铢，去皮）　茯苓（十八铢）　白术（十八铢）　桂枝（半两，去皮）

上五味，为末，白饮服方寸匕，日三服，多饮暖水，汗出愈。

附方

·《外台》茯苓饮

【歌括】

中虚不运聚成痰，枳二参苓术各三。

姜四橘皮二两半，补虚消满此中探。

【仲景方药原文】

茯苓　人参　白术（各三两）　枳实（二两）　橘皮（二两半）　生姜（四两）

上六味，水六升，煮取一升八合，分温三服，如人行八九里通作一服进之。

·桂苓五味甘草汤

【歌括】

青龙却碍肾元亏，上逆下流又冒时。

味用半升苓桂四，甘三扶土镇冲宜。

【仲景方药原文】

茯苓　桂枝（去皮，各四两）　甘草（三两，炙）　五味子（半升）

上四味，以水八升，煮取三升，去滓，分温三服。

· 桂苓五味甘草去桂加姜辛汤

【歌括】

冲气低时咳满频，前方去桂益姜辛。

姜辛三两依原法，原法通微便出新。

【仲景方药原文】

茯苓（四两）　甘草（三两）　干姜（三两）　细辛（三两）　五味子（半升）

上五味，以水八升，煮取三升，去滓，温服半升，日三服。

· 苓甘五味姜辛半夏汤

【歌括】

咳满平时渴又加，旋而不渴饮余邪。

冒而必呕半升夏，增入前方效可夸。

【仲景方药原文】

茯苓（四两）　甘草（二两）　细辛（二两）　干姜（二两）　五味子　半夏（各半升）

上六味，以水八升，煮取三升，去滓，温服半升，日三服。

· 苓甘五味姜辛半夏杏仁汤

【歌括】

咳轻呕止肿新增，面肿须知肺气凝。

前剂杏加半升煮，可知一味亦规绳。

【仲景方药原文】

茯苓（四两）　甘草（三两）　五味子（半升）　干姜（三两）　细辛（三两）　半夏（半升）　杏仁（半升，去皮、尖）

上七味，以水一斗，煮取三升，去滓，温服半升，日三服。

· 苓甘五味姜辛夏杏大黄汤

【歌括】

面热如醉火邪殃，前剂仍增三两黄。

驱饮辛温药一派，别能攻热制阳光。

【仲景方药原文】

茯苓（四两）　甘草（三两）　五味（半升）　干姜（三两）　细辛（三两）　半夏（半升）　杏仁（半升）　大黄（三两）

上八味，以水一斗，煮取三升，去滓，温服半升，日三服。

消渴小便不利淋病方

· 肾气丸

（歌见妇人杂病。）

· 五苓散

（见痰饮病。）

· 文蛤散

【歌括】

水潠原逾汗法门，肉中粟起更增烦。
意中恩水还无渴，文蛤磨调药不繁。

【仲景方药原文】

文蛤五两
上一味，杵为散，以沸汤五合，和服方寸匕。

· 瓜蒌瞿麦丸

【歌括】

小便不利渴斯成，水气留中液不生。
三两薯苓瞿一两，一枚附子二蒌行。

【仲景方药原文】

瓜蒌根（二两） 茯苓 薯蓣（各三两） 附子(一枚，炮) 瞿麦（一两）

上五味，末之，炼蜜丸梧子大，每服二丸，日三服；不知，增至七八丸，以小便利，腹中温为知。

· 蒲灰散

【歌括】

小便不利用蒲灰，平淡无奇理备该。

半分蒲灰三分滑，能除湿热莫疑猜。

【仲景方药原文】

蒲灰（半分）　滑石（三分）

上二味，杵为散，饮服方寸匕，日三服。

· 滑石白鱼散

【歌括】

滑石余灰与白鱼，专司血分莫踌躇，

药皆平等擂调饮，水自长流不用疏。

【仲景方药原文】

滑石（二分）　乱发（二分，烧）　白鱼（二分）

上三味，杵为散，饮服方寸匕，日三服。

· 茯苓戎盐汤

【歌括】

一枚弹大取戎盐，茯苓半斤火自潜。

更有白术二两佐，源流不滞自濡霈。

【仲景方药原文】

茯苓（半斤）　白术（二两）　戎盐（弹丸大，一枚）

上三味，先将茯苓、白术煎成，入戎盐，再煎，分温三服。

· 白虎加人参汤

（即白虎人参汤，见暍病。）

· 猪苓汤

【歌括】

泽胶猪茯滑相连，咳呕心烦渴不眠。

煮好去滓胶后入，育阴利水法兼全。

【仲景方药原文】

猪苓（去皮）　茯苓　阿胶　滑石　泽泻（各一两）

上五味，以水四升，先煮四味，取二升，去滓，纳胶烊消，温服七合，日三服。

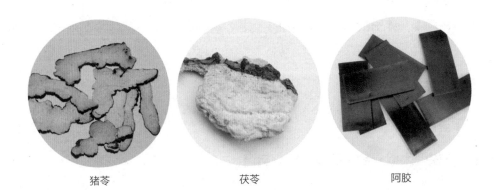

猪苓　　　　　　　茯苓　　　　　　　阿胶

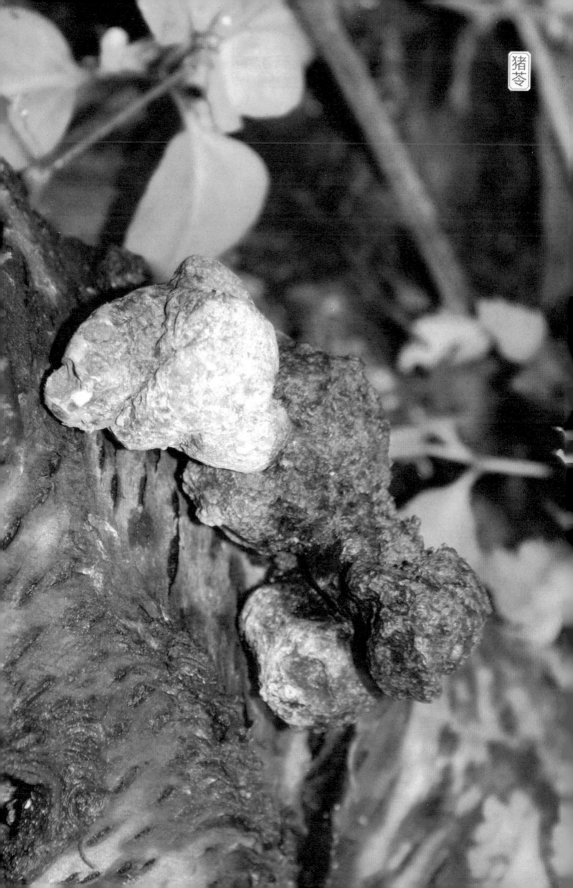
猪苓

· 越婢加术汤

【歌括】

里水脉沉面目黄，水风相搏湿为殃。

专需越婢平风水，四两术司去湿良。

【仲景方药原文】

越婢汤加白术四两

煎法同越婢汤。

· 防己黄芪汤

（歌见湿病中。）

· 越婢汤

【歌括】

一身悉肿属风多，水为风翻涌巨波。

二草三姜十二枣，石膏八两六麻和。

【仲景方药原文】

麻黄（六两）　石膏（半斤）　生姜（三两）　大枣（十五枚）　甘草（二两）

上五味，以水六升，先煮麻黄，去上沫，纳诸药，煮取三升，分温三服。恶风加附子一枚，风水加术四两。（《古今录验》）

·防己茯苓汤

【歌括】

四肢聂聂动无休，皮水情形以此求。

己桂芪三草二两，茯苓六两砥中流。

【仲景方药原文】

防己　黄芪　桂枝（各三两）　茯苓（六两）　甘草（二两）

上五味，以水六升，煮取二升，分温三服。

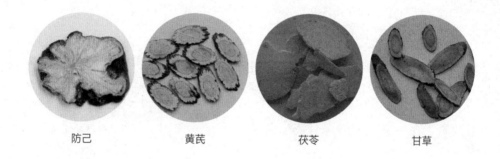

防己　　　　黄芪　　　　茯苓　　　　甘草

·甘草麻黄汤

【歌括】

里水原来自内生，一身面目肿黄呈。

甘须二两麻黄四，气到因知水自行。

【仲景方药原文】

甘草二两　麻黄四两

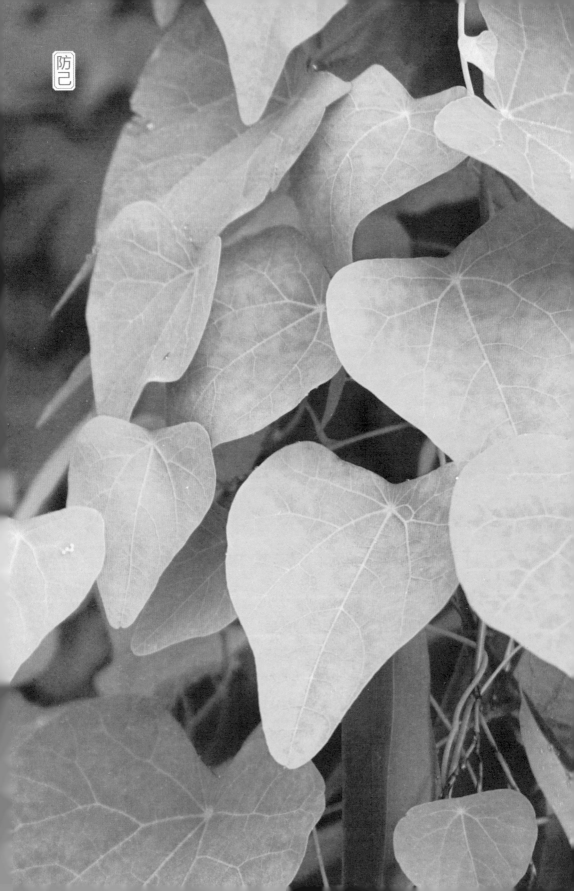
防己

上二味，以水五升，先煮麻黄，去上沫，纳甘草，煮取三升，温服一升，重覆汗出，不汗，再服。慎风寒。

· 麻黄附子汤

【歌括】

甘草麻黄二两佳，一枚附子固根荄。

少阴得病二三日，里证全无汗岂乖。

【仲景方药原文】

麻黄（三两）　甘草（二两）　附子（一枚，炮）

上三味，以水七升，先煮麻黄，去上沫，纳诸药，煮取二升半，温服八分，日三服。

· 杏子汤

（方缺。）

· 蒲灰散

（歌见消渴。）

· 黄芪芍药桂枝苦酒汤

【歌括】

黄汗脉沉出汗黄，水伤心火郁成殃。

黄芪五两推方主，桂芍均三苦酒襄。

黄芪（五两）　芍药（三两）　桂枝（三两）

上三味，以苦酒一升，水七升，相和，煮取三升，温服一升；当心烦，服至六七日乃解。若心烦不止者，以苦酒故也。

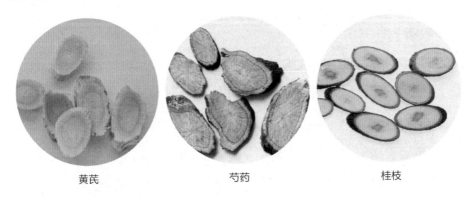

黄芪　　　　　　　　芍药　　　　　　　　桂枝

· 桂枝加黄芪汤

【歌括】

黄汗都由郁热来，历详变态费心裁。

桂枝原剂芪加二，啜粥重温令郁开。

【仲景方药原文】

桂枝　芍药　生姜（各三两）　甘草　黄芪（各二两）　大枣（十二枚）

上六味，以水八升，煮取三升，温服一升，须臾啜热稀粥一升余，以助药力，温服取微汗。若不汗，更服。

· 桂甘姜枣麻辛附子汤

【歌括】

心下如盘边若杯，辛甘麻二附全枚。

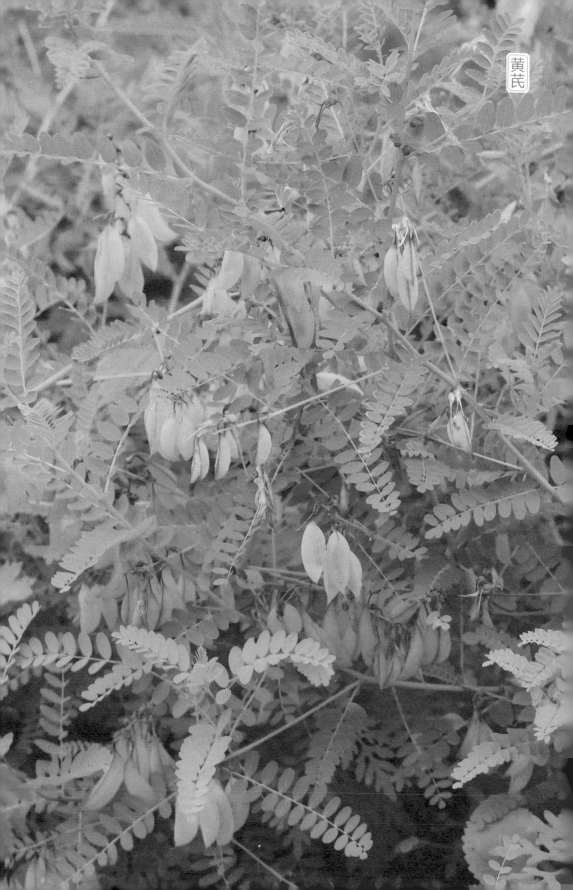
黄芪

姜桂三两枣十二，气分须从气转回。

【仲景方药原文】

桂枝　生姜（各三两）　甘草　麻黄　细辛（各二两）　大枣（十二枚）　附子（一枚，炮）

上七味，以水七升，先煮麻黄，去上沫，纳诸药，煮取二升，分温三服，当汗出，如虫行皮中，即愈。

· 枳术汤

【歌括】

心下如盘大又坚，邪之结散验其边。

术宜二两枳枚七，苦泄专疗水饮愆。

【仲景方药原文】

枳实（七枚）　白术（二两）

上二味，以水五升，煮取三升，分温三服，腹中软，即当散也。

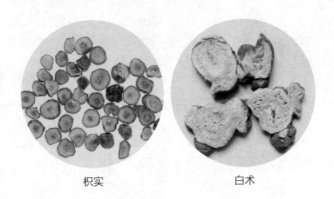

枳实　　　　　　　　白术

附方

· 《外台》防己黄芪汤

（见湿病。）

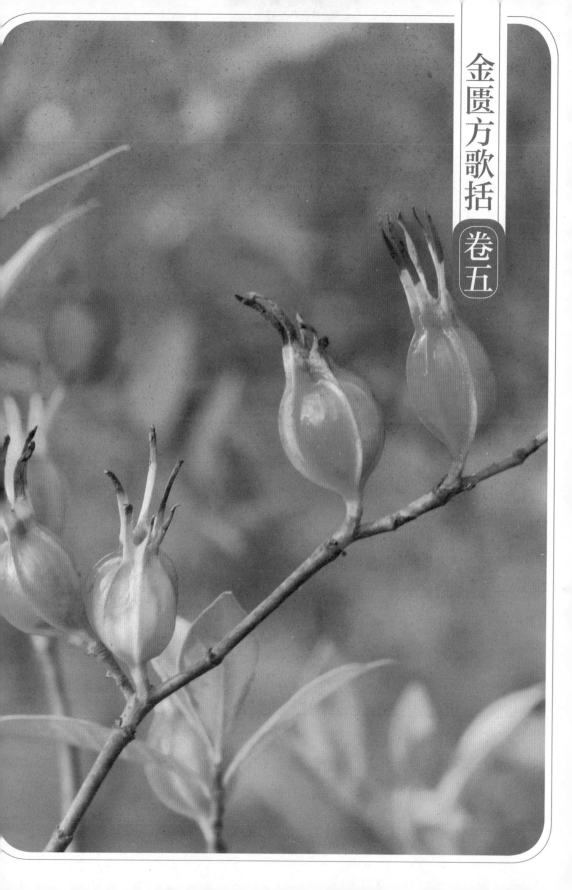

· 茵陈蒿汤

【歌括】

二两大黄十四栀，茵陈六两早煎宜。

身黄尿短腹微满，解自前阴法最奇。

【仲景方药原文】

茵陈蒿（六两）　栀子（十四枚）　大黄（二两）

上三味，以水一斗，先煮茵陈，减六升，纳二味，煮取三升，去滓，分温三服。小便当利，尿如皂角汁状，色正赤，一宿腹减，黄从小便去也。

· 硝石矾石散

【歌括】

身黄额黑足如烘，腹胀便溏晡热丛。

等分矾硝和麦汁，女劳疸病夺天工。

【仲景方药原文】

硝石（熬黄）　矾石（烧，等分）

上二味，为散，大麦粥汁和，服方寸匕，日三服，病随大小便去，小便正黄，大便正黑，是其候也。

• 栀子大黄汤

【歌括】

酒疸懊憹郁热蒸，大黄二两豉一升。

栀子十四枳枚五，上下分消要顺承。

【仲景方药原文】

栀子（十四枚）　大黄（一两）　枳实（五枚）　豉（一升）

上四味，以水六升，煮取二升，分温三服。

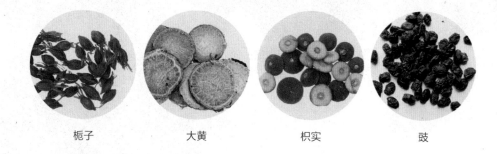

栀子　　　　　　大黄　　　　　　枳实　　　　　　豉

• 桂枝加黄芪汤

（见水气病中。）

• 猪膏发煎

【歌括】

诸黄腹鼓大便坚，古有猪膏八两传。

乱发三枚鸡子大，发消药熟始停煎。

【仲景方药原文】

猪膏（半斤）　乱发（如鸡子大，三枚）

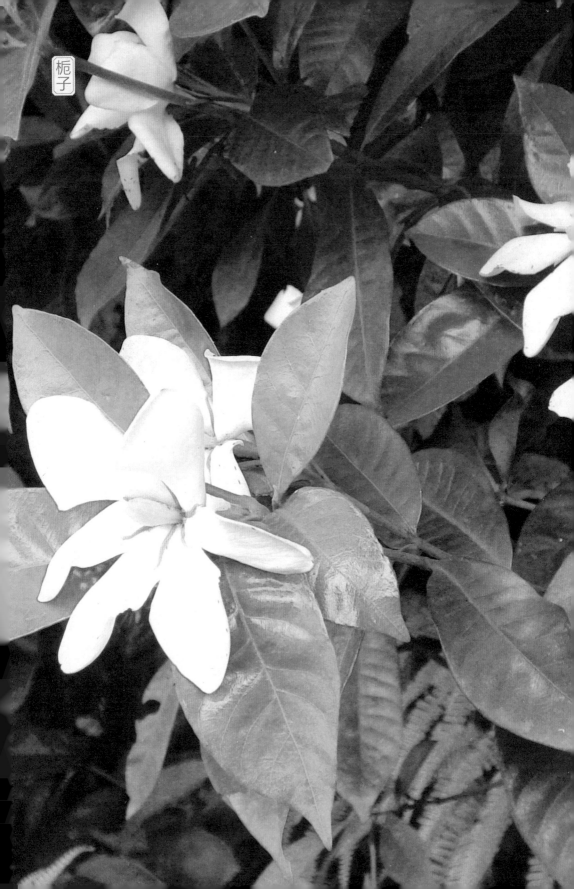

栀子

上二味，和膏中煎之，发消药成，分再服。病从小便出。

· 茵陈五苓散

【歌括】

疸病传来两解方，茵陈末入五苓尝。

五苓五分专行水，茵陈十分却退黄。

【仲景方药原文】

茵陈（十分）　　五苓散（五分）

上二味和，先食饮方寸匕，日三服。

· 大黄硝石汤

【歌括】

自汗屎难腹满时，表和里实贵随宜。

硝黄四两柏同数，十五枚栀任指麾。

【仲景方药原文】

大黄　黄柏　硝石（各四两）　栀子（十五枚）

上四味，以水六升，煮取二升，去滓，纳硝，更煮取一升，顿服。

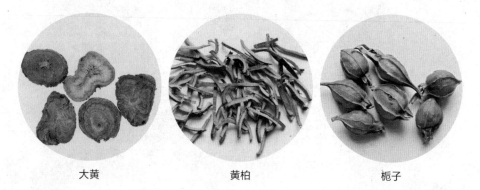

大黄　　　　　　　　黄柏　　　　　　　　栀子

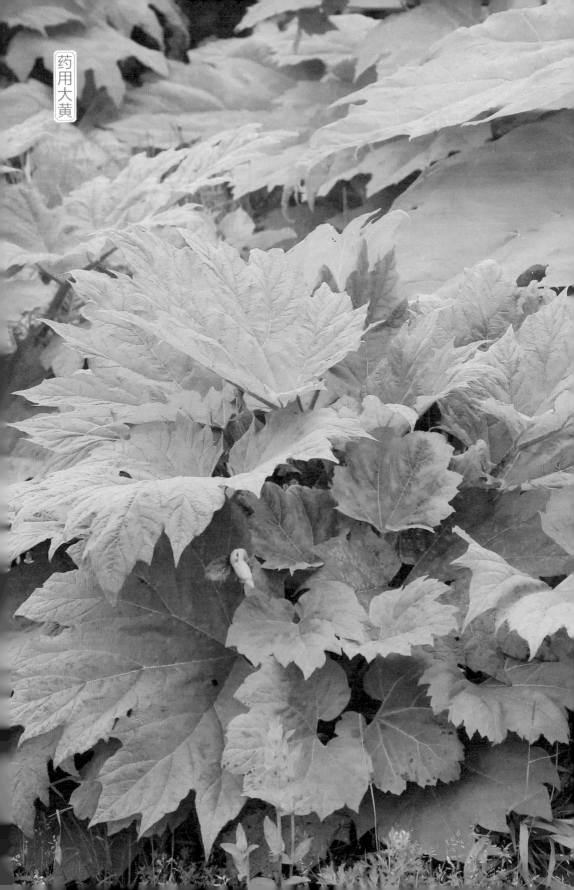
药用大黄

· 小半夏汤

（见痰饮。）

· 小柴胡汤

（见呕吐。）

· 小建中汤

（见血痹虚劳。）

附方

· 瓜蒂散

（见宿食。）

· 《千金》麻黄醇酒汤

【歌括】

黄疸病由郁热成，驱邪解表仗雄兵。
五升酒煮麻三两，春换水兮去酒烹。

【仲景方药原文】

麻黄（三两）

上一味，以美酒五升，煮取二升半，顿服
尽。冬月用酒，春月用水煮之。

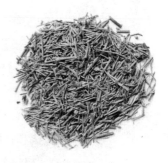

麻黄

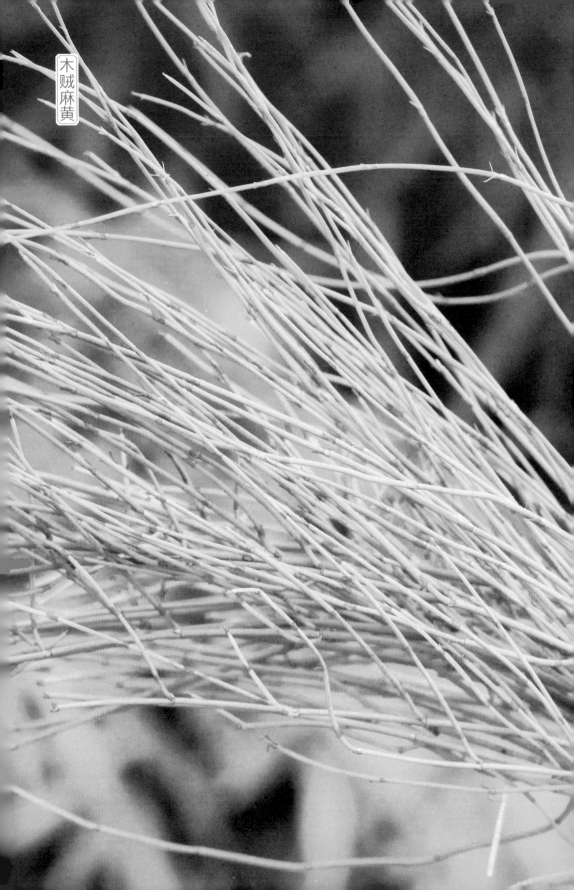

木贼麻黄

· 桂枝去芍药加蜀漆牡蛎龙骨救逆汤

【歌括】

桂枝去芍已名汤，蜀漆还加龙牡藏。

五牡四龙三两漆，能疗火劫病惊狂。

【仲景方药原文】

桂枝（三两，去皮）　甘草（二两，炙）　生姜（三两）　牡蛎（五两，熬）　龙骨（四两）　大枣（十二枚）　蜀漆（三两，洗去腥）

上为末，以水一斗二升，先煮蜀漆，减二升，纳诸药，煮取三升，去滓，温服一升。

· 半夏麻黄丸

【歌括】

心悸都缘饮气维，夏麻等分蜜丸医。

一升一降存其意，神化原来不可知。

【仲景方药原文】

半夏　麻黄（各等分）

上二味，末之，炼蜜和丸小豆大，饮服三丸，日三服。

· 柏叶汤

【歌括】

吐血频频不肯休，马通升许溯源流。

干姜三两艾三把，柏叶行阴三两求。

【仲景方药原文】

柏叶　干姜（各三两）　艾（三把）

上三味，以水五升，取马通汁一升，合煮取一升，分温再服。

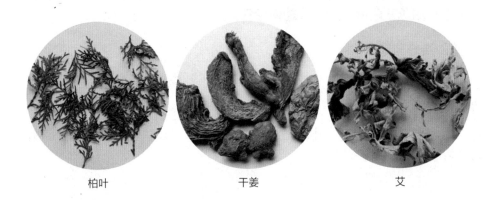

柏叶　　　　　　　干姜　　　　　　　艾

· 黄土汤

【歌括】

远血先便血续来，半斤黄土莫徘徊。

术胶附地芩甘草，三两同行血证该。

【仲景方药原文】

甘草　干地黄　白术　附子（炮）　阿胶　黄芩（各三两）　灶中黄土（半斤）

上七味，水八升，煮取三升，分温三服。

· 赤小豆当归散

（见狐惑。）

· 泻心汤

【歌括】

火热上攻心气伤，清浊二道血洋洋。

大黄二两芩连一，釜下抽薪请细详。

【仲景方药原文】

大黄（二两）　黄连（一两）　黄芩（一两）

上三味，以水三升，煮取一升，顿服之。

· 吴茱萸汤

【歌括】

升许吴萸三两参,生姜六两救寒侵。

枣投十二中宫主,吐利头痛烦躁寻。

【仲景方药原文】

吴茱萸(一升)　人参(三两)　生姜(六两)　大枣(十二枚)

上四味,以水五升,煮取三升,温服七合,日三服。

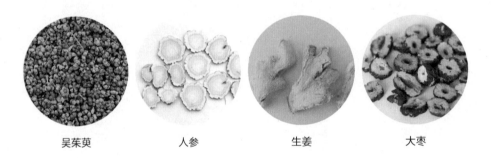

吴茱萸　　　　人参　　　　　生姜　　　　　大枣

· 半夏泻心汤

【歌括】

三两姜参炙草芩,一连痞证呕多寻。

半升半夏枣十二,去滓重煎守古箴。

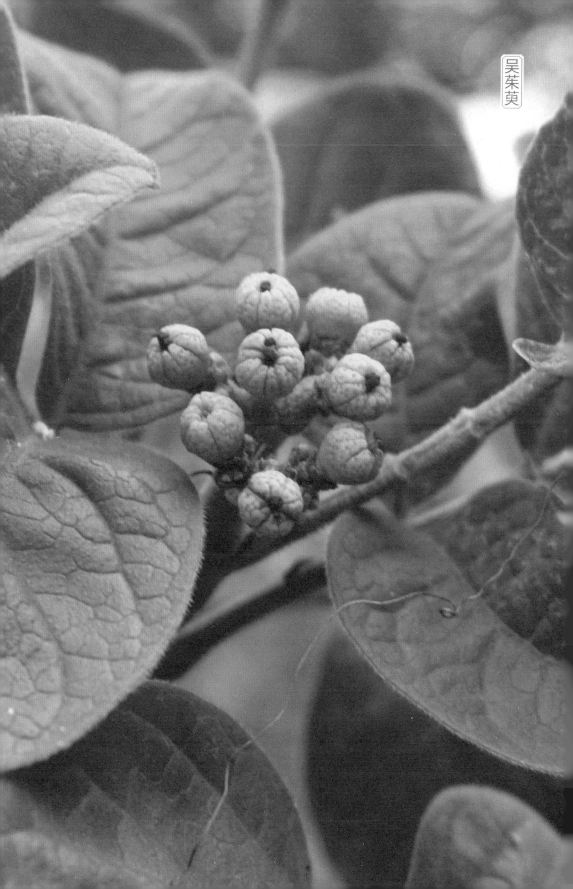

吴茱萸

半夏（半升，洗）　黄芩　干姜　人参　甘草（炙，各三两）　黄连（一两）　大枣（十二枚）

上七味，以水一斗，煮取六升，去滓，再煮，取三升，温服一升，日三服。

· 黄芩加半夏生姜汤

【歌括】

枣枚十二守成箴，二两芍甘三两芩，

利用本方呕加味，姜三夏取半升斟。

【仲景方药原文】

黄芩　生姜（各三两）　甘草（炙）　芍药（各二两）　半夏（半升）　大枣（十二枚）

上六味，以水一斗，煮取三升，去滓，温服一升，日再夜一服。

· 小半夏汤

（见痰饮。）

· 猪苓散

【歌括】

呕余思水与之佳，过与须防饮气乖。

猪术茯苓等分捣，饮调寸匕自和谐。

猪苓　获苓　白术（各等分）

上三味，杵为散，饮服方寸匕，日三服。

· 四逆汤

【歌括】

生附一枚两半姜，草须二两少阴方。

建功姜附如良将，将将从容藉草匡。

【仲景方药原文】

附子（一枚，生用）　干姜（一两半）　甘草（二两，炙）

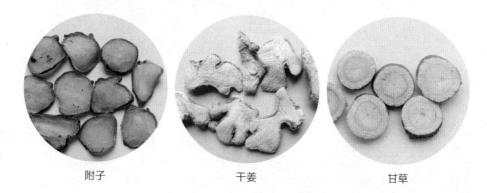

附子　　　　　　　　　干姜　　　　　　　　　甘草

上三味，以水三升，煮取一升二合，去滓，分温再服。强人可大附子
一枚、干姜三两。

· 小柴胡汤

【歌括】

柴胡八两少阳凭，枣十二枚夏半升。

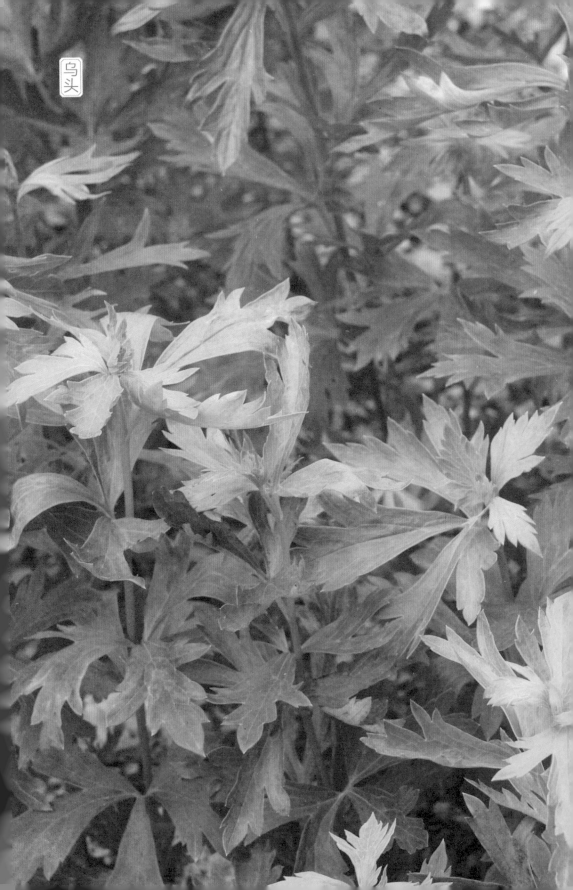

乌头

三两姜参芩与草，去渣重煎有奇能。

胸烦不呕除夏参，蒌实一枚应加煮。

若渴除夏加人参，合前四两五钱与。

蒌根清热且生津，再加四两功更钜。

腹中痛者除黄芩，芍加三两对君语。

胁下痞硬大枣除，牡蛎四两应生杵。

心下若悸尿不长，除芩加茯四两侣。

外有微热除人参，加桂三两汗休阻。

咳除参枣并生姜，加入干姜二两许。

五味半升法宜加，温肺散寒力莫御。

【仲景方药原文】

柴胡（半斤） 黄芩（三两） 人参（三两） 半夏（半升，洗） 甘草（三两，炙） 生姜（三两，切） 大枣（十二枚，擘）

上七味，以水一斗二升，煮取六升，去滓，再煎取三升，温服一升，日三服。若胸中烦而不呕者，去半夏、人参，加瓜蒌实一枚；若渴，去半夏，加人参合前成四两半、瓜蒌根四两；若腹中痛者，去黄芩，加芍药三两；若胁下痞硬，去大枣，加牡蛎四两；若心下悸、小便不利者，去黄芩，加茯苓四两；若不渴，外有微热者，去人参，加桂枝三两，温覆微汗愈；若咳者，去人参、大枣、生姜，加五味子半升、干姜二两。

· 大半夏汤

【歌括】

从来胃反责冲乘，半夏二升蜜一升。

三两人参劳水煮，纳冲养液有奇能。

【仲景方药原文】

半夏（二升，洗完用）　人参（三两）　白蜜（一升）

上三味，以水一斗二升，和蜜扬之二百四十遍，煮药，取二升半，温服一升，余分再服。

· 大黄甘草汤

【歌括】

食方未久吐相随，两热冲来自不支。

四两大黄二两草，上从下取法神奇。

【仲景方药原文】

大黄（四两）　甘草（二两）

上二味，以水三升，煮取一升，分温再服。

· 茯苓泽泻汤

【歌括】

吐方未已渴频加，苓八生姜四两夸。

二两桂甘三两术，泽须四两后煎嘉。

【仲景方药原文】

茯苓（半斤）　泽泻　生姜（各四两）　甘草　桂枝（各二两）　白术（三两）

上六味，以水一斗，煮取三升，纳泽泻，再煮取二升半，温服八合，日三服。

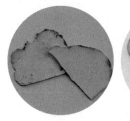
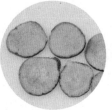
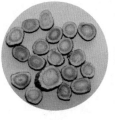
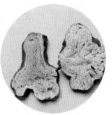

| 茯苓 | 泽泻 | 甘草 | 白术 |

• 文蛤散

【歌括】

吐而贪饮证宜详，文蛤石膏五两量。

十二枣枚杏五十，麻甘三两等生姜。

【仲景方药原文】

文蛤（五两）　麻黄　甘草　生姜（各三两）　石膏（五两）　杏仁（五十枚）　大枣（十二枚）

上七味，以水六升，煮取二升，温服一升，汗出即愈。

• 半夏干姜散

【歌括】

吐而干呕沫涎多，胃腑虚寒气不和。

姜夏等磨浆水煮，数方相类颇分科。

【仲景方药原文】

半夏　干姜（各等分）

上二味，杵为散，取方寸匕，浆水一升半，煎取七合，顿服之。

• 生姜半夏汤

【歌括】

呕哕都非喘又非，彻心愦愦莫从违。

一升姜汁半升夏，分煮同煎妙入微。

【仲景方药原文】

半夏（半升）　生姜汁（一升）

上二味，以水三升，煮半夏，取二升，纳生姜汁，煮取一升半，小冷，分四服，日三夜一。呕止，停后服。

• 橘皮汤

【歌括】

哕而干呕厥相随，气逆于胸阻四肢。

初病气虚一服验，生姜八两四陈皮。

【仲景方药原文】

橘皮（四两）　生姜（半斤）

上二味，以水七升，煮取三升，温服一升，下咽即愈。

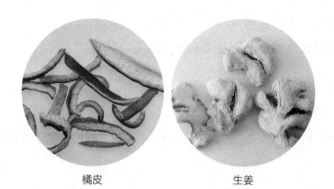

橘皮　　　　　　　　　生姜

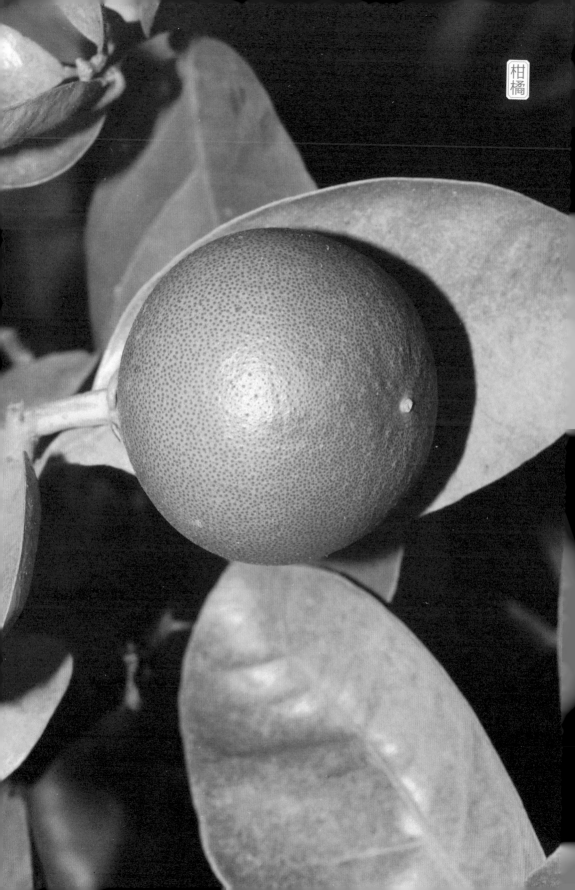

柑
橘

• 橘皮竹茹汤

【歌括】

哕逆因虚热气乘，一参五草八姜胜。

枣枚三十二斤橘，生竹青皮刮二升。

【仲景方药原文】

橘皮（二斤）　竹茹（二升）　大枣（三十枚）　生姜（半斤）　甘草（五两）　人参（一两）

上六味，以水一斗，煮取三升，温服一升，日三服。

• 桂枝汤

（见妇人妊娠病。）

• 大承气汤

（见痉病。）

• 小承气汤

【歌括】

朴二枳三四两黄，小承微结好商量。

长沙下法分轻重，妙在同煎切勿忘。

【仲景方药原文】

大黄（四两）　厚朴（二两，炙）　枳实（大者三枚，炙）

上三味，以水四升，煮取一升二合，去滓，分温二服。得利则止。

· 桃花汤

【歌括】

一升粳米一斤脂，脂半磨研法亦奇。

一两干姜同煮服，少阴脓血是良规。

【仲景方药原文】

赤石脂（一斤，一半剉，一半筛末）　干姜（一两）　粳米（一升）

上三味，以水七升，煮米令熟，去滓，服七合，纳赤石脂末方寸匕，日三服；若一服愈，余勿服。

· 白头翁汤

【歌括】

三两黄连柏与秦，白头二两妙通神。

病缘热利时思水，下重难通此药珍。

【仲景方药原文】

白头翁（二两）　黄连　黄柏　秦皮（各三两）

上四味，以水七升，煮取二升，去滓，温服一升；不愈，更服。

· 栀子豉汤

【歌括】

山栀香豉治何为，烦恼难眠胸窒宜。

十四枚栀四合豉，先栀后豉法煎奇。

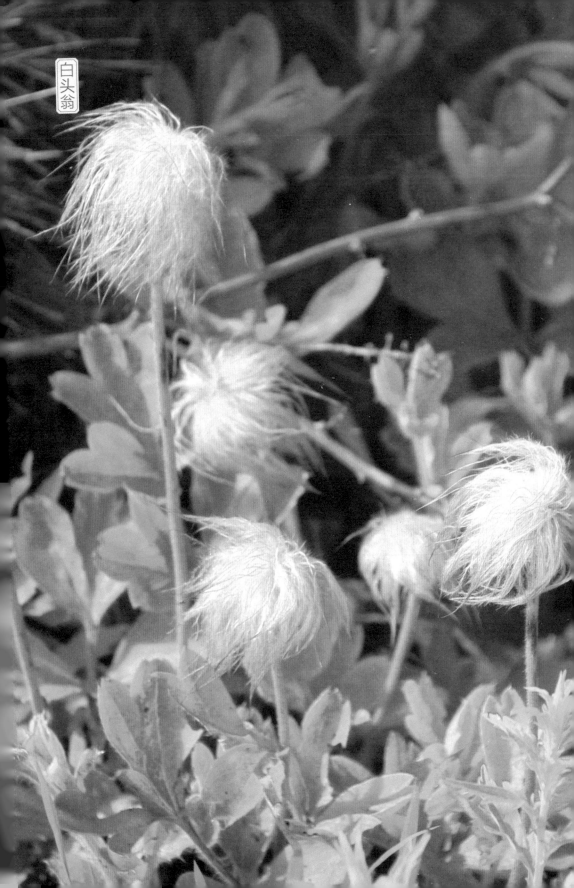

白头翁

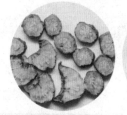
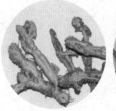
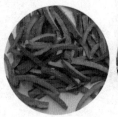
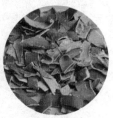

| 白头翁 | 黄连 | 黄柏 | 秦皮 |

【仲景方药原文】

栀子（十四枚）　香豉（四合，绵裹）

上二味，以水四升，先煮栀子，得二升半，纳豉，煮取一升半，去滓，分二服，温进一服，得吐则止。

· 通脉四逆汤

【歌括】

一枚生附草姜三，招纳亡阳此指南。

外热里寒面赤厥，脉微通脉法中探。

【仲景方药原文】

附子（大者一枚，生用）　干姜（三两，强人可四两）　甘草（三两，炙）

上三味，以水三升，煮取一升二合，去滓，分温再服。

· 紫参汤

【歌括】

利而肺痛是何伤，浊气上干责胃肠。

八两紫参三两草，通因通用细推详。

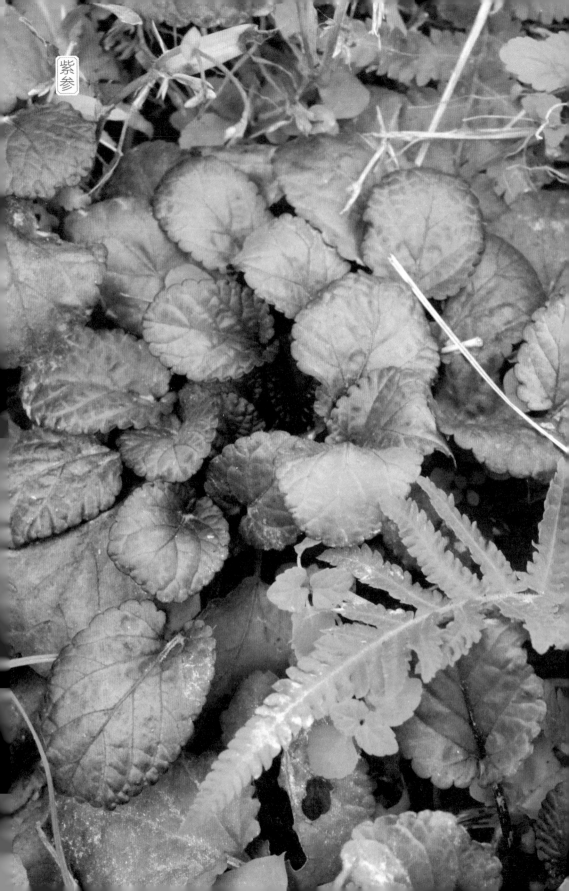
紫参

紫参（半斤） 甘草（三两）

上二味，以水五升，先煮紫参，取二升，纳甘草，煮取一升半，分温三服。

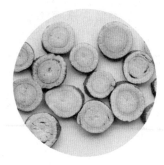

甘草

· 诃黎勒散

【歌括】

诃黎勒散涩肠便，气利还须固后天。

十个诃黎煨研末，调和米饮不须煎。

【仲景方药原文】

诃黎勒（十枚，煨）

上一味，为散，粥饮和。顿服。

附方

· 《千金翼》小承气汤

（见本卷。）

· 《外台》黄芩汤

【歌括】

干呕利兮责二阳，参芩三两等干姜。

桂枝一两半升夏，枣十二枚转运良。

【**仲景方药原文**】

黄芩　人参　干姜（各三两）　桂枝（一两）　大枣（十二枚）　半夏（半升）

上六味，以水七升，煮取三升，温分三服。

• 薏苡附子败酱散

【歌括】

气血凝痈阻外肤，腹皮虽急按之濡。

附宜二分苡仁十，败酱还须五分驱。

【仲景方药原文】

薏苡仁（十分）　附子（二分）　败酱（五分）

上三味，杵为末，取方寸匕，以水二升，煎减半，顿服。小便当下。

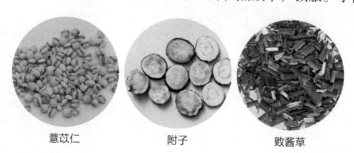

薏苡仁　　　　　　　附子　　　　　　　败酱草

• 大黄牡丹汤

【歌括】

肿居少腹大肠痈，黄四牡丹一两从。

瓜子半升桃五十，芒硝三合泄肠脓。

【仲景方药原文】

大黄（四两）　牡丹（一两）　桃仁（五十个）　瓜子（半升）　芒

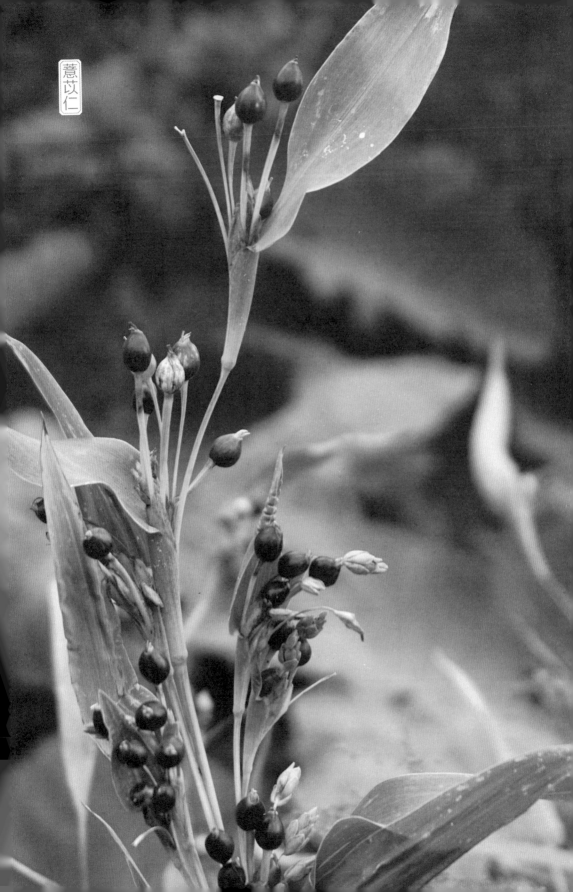

薏苡仁

硝（三合）

上五味，以水六升，煮取一升，去滓，纳芒硝，再煎数沸，顿服之，有脓当下，如无脓，当下血。

· 王不留行散

【歌括】

金疮诹采不留行，桑蒴同行十分明。

芩朴芍姜均二分，三椒十八草相成。

【仲景方药原文】

王不留行（十分，八月八日采）　蒴藋细叶（十分，七月七日采）桑东南根（十分，白皮，三月三日采）　甘草（十八分）　川椒（三分，除目及闭口者，去汗）　黄芩　干姜　芍药　厚朴（各二分）

上九味，王不留行、蒴藋、桑皮三味烧灰存性，勿令灰过，各别杵筛，合治之为散，服方寸匕。小疮即粉之，大疮但服之，产后亦可服。如风寒，桑东根勿取之。前三物，皆阴干百日。

· 排脓散

【歌括】

排脓散药本灵台，枳实为君十六枚。

六分芍兮桔二分，鸡黄一个简而该。

【仲景方药原文】

枳实（十六枚）　芍药（六分）　桔梗（二分）

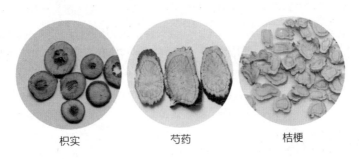

枳实   芍药   桔梗

上三味，杵为散，取鸡子黄一枚，以药散与鸡黄相等，揉和令相得，饮和服之，日一服。

· 排脓汤

【歌括】

排脓汤与散悬殊，一两生姜二草俱。

大枣十枚桔三两，通行营卫是良图。

【仲景方药原文】

甘草（二两）　桔梗（三两）　生姜（一两）　大枣（十枚）

上四味，以水三升，煮取一升，温服五合，日再服。

· 黄连粉

【歌括】

浸淫疮药末黄连，从口流肢顺自然。

若从四肢流入口，半生常苦毒牵缠。

【仲景方药原文】

原文未见方。

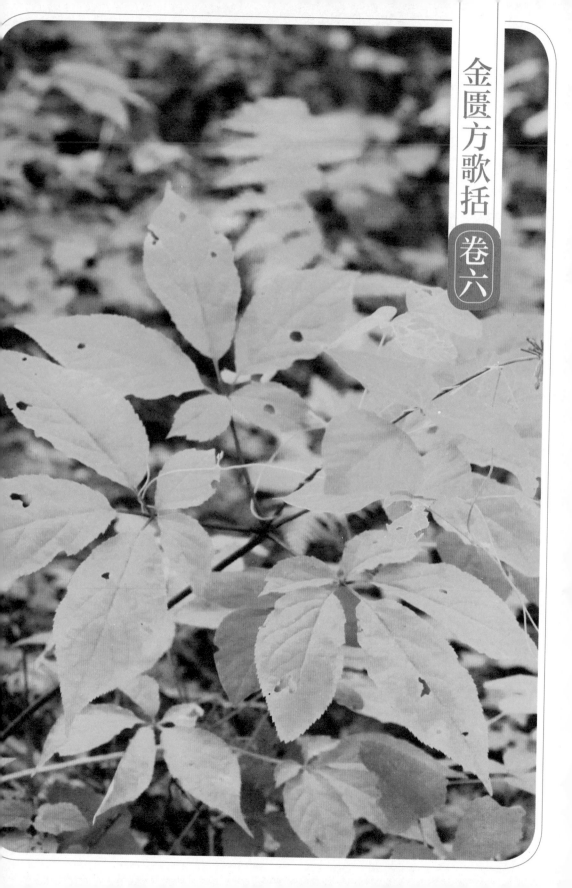

• 藜芦甘草汤

【歌括】

体瞤臂肿主藜芦，痫痹风痰俱可驱。

芦性升提草甘缓，症详跌蹶遍寻无。

【仲景方药原文】

原文未见方。

• 鸡屎白散

【歌括】

转筋入腹脉微弦，肝气凌脾岂偶然？

木畜为鸡其屎土，研来同类妙周旋。

【仲景方药原文】

鸡屎白

上一味为散，取方寸匕，以水六合，和，温服。

· 蜘蛛散

【歌括】

阴狐疝气久难医，大小攸偏上下时。

熬杵蜘蛛十四个，桂枝半两恰相宜。

【仲景方药原文】

蜘蛛（十四枚，熬焦）　桂枝（半两）

上二味，为散，取八分一匕，饮和服，日再，蜜丸亦可。

· 甘草粉蜜汤

【歌括】

蛔虫心痛吐涎多，毒药频攻痛不瘥。

一粉二甘四两蜜，煮分先后取融和。

【仲景方药原文】

甘草（二两）　白粉（一两）　白蜜（四两）

上三味，以水三升，先煮甘草，取二升，去滓，纳粉蜜，搅令和，煎如薄粥，温服一升，瘥即止。

· 乌梅丸

【歌括】

六两柏参桂附辛，黄连十六厥阴遵。

归椒四两梅三百，十两干姜记要真。

乌梅（三百枚）　细辛（六两）　干姜（十两）　黄连（一斤）　当归（四两）　附子（六两，炮）　川椒（四两，去汗）　桂枝（六两）　人参（六两）　黄柏（六两）

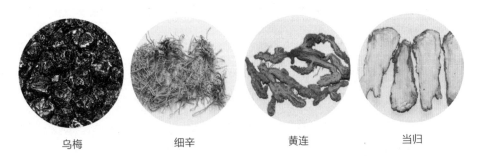

| 乌梅 | 细辛 | 黄连 | 当归 |

上十味，异捣筛，合治之，以苦酒渍乌梅一宿，去核，蒸之五升米下，饭熟，捣成泥，和药令相得，纳臼中，与蜜杵二千下，丸如梧子大。先食饮服十丸。日三服，稍加至二十丸。禁生冷滑臭等食。

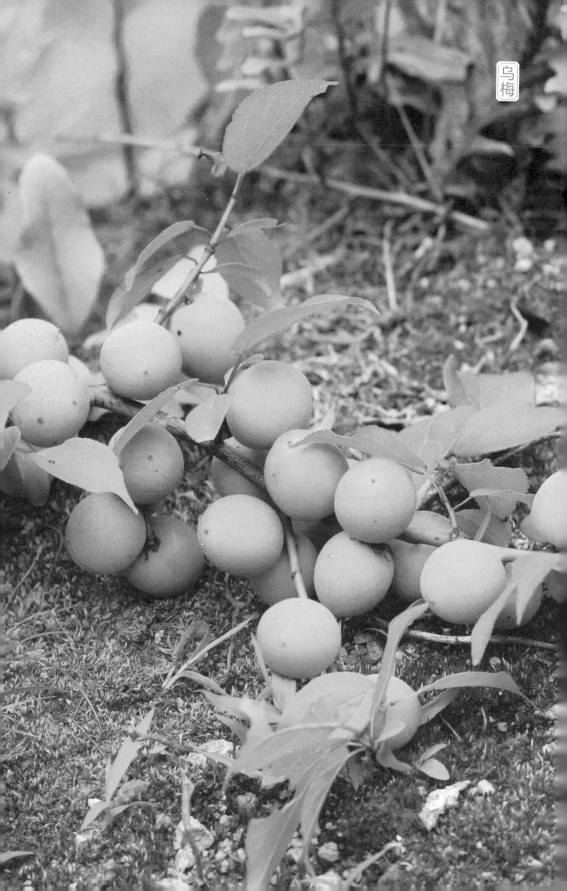

乌梅

妇人妊娠病方

• 桂枝汤

【歌括】

项强头痛汗憎风,桂芍生姜三两同。

枣十二枚甘二两,解肌还藉粥之功。

【仲景方药原文】

桂枝(三两,去皮)　芍药(三两)　甘草(二两,炙)　生姜(三两)　大枣(十二枚,擘)

上五味,呿咀,以水七升,微火煮取三升,去滓。适寒温,服一升。服已须臾,啜热稀粥一升,以助药力;温覆令一时许,遍身絷絷微似有汗者益佳,不可令如水淋漓,病必不除。若一服汗出病瘥,停后服,不必尽剂。若不汗,更服依前法。又不汗,后服小促其间,半日许令三服尽。若病重者,一日一夜服,周时观之。服一剂尽,病证犹在者,更作服,若汗不出,乃服至二三剂。禁生冷、黏滑、肉面、五辛、酒酪、臭恶等物。

• 桂枝茯苓丸

【歌括】

癥痼未除恐害胎,胎安癥去悟新裁。

桂苓丹芍桃同等,气血阴阳本末该。

桂枝　茯苓　牡丹（去心）　桃仁（去皮、尖，熬）　芍药（各等分）

上五味，末之，炼蜜丸，如兔屎大，每日食前服一丸。不知，加至三丸。

· 胶艾汤

【歌括】

妊娠腹满阻胎胞，二两芎𦜕草与胶。

归艾各三芍四两，地黄六两去枝梢。

【仲景方药原文】

川芎　阿胶　甘草（各二两）　艾叶　当归（各三两）　芍药（四两）干地黄（六两）

上七味，以水五升，清酒三升，合煮，取三升，去滓，纳胶，令消尽，温服一升，日三服。不瘥，更作。

· 当归芍药散

【歌括】

妊娠疞痛势绵绵，三两归芎润且宣。

芍药一斤泽减半，术苓四两妙盘旋。

【仲景方药原文】

当归（三两）　芍药（一斤）　茯苓　白术（各四两）　泽泻（半斤）川芎（三两）

上六味，杵为散，取方寸匕，酒和，日三服。

· 干姜人参半夏丸

【歌括】

呕吐迁延恶阻名，胃中寒饮苦相萦。

参姜一两夏双两，姜汁糊丸古法精。

【仲景方药原文】

干姜　人参（各一两）　半夏（二两）

上三味，末之，以生姜汁糊为丸，梧子大，饮服十丸，日三服。

· 当归贝母苦参丸

【歌括】

饮食如常小便难，妊娠郁热液因干。

苦参四两同归贝，饮服三丸至十丸。

【仲景方药原文】

当归　贝母　苦参（各四两）

上三味，末之，炼蜜丸如小豆大，饮服三丸，加至十丸。

· 葵子茯苓散

【歌括】

头眩恶寒水气干，胎前身重小便难。

一升葵子苓三两，米饮调和病即安。

【仲景方药原文】

葵子（一斤）　茯苓（三两）

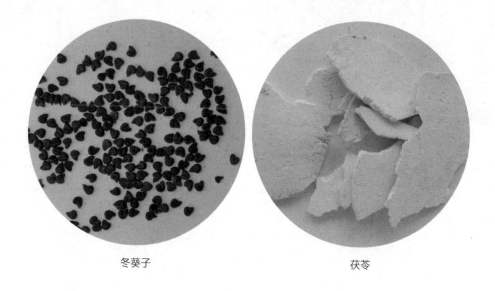

冬葵子　　　　　　　　　　　　　茯苓

上二味，杵为散，饮服方寸匕，日三服，小便利则愈。

· 当归散

【歌括】

万物原来自土生，土中涵湿遂生生。

一斤芩芍归滋血，八术斤苓大化成。

【仲景方药原文】

当归　黄芩　芍药　川芎（各一斤）　白术（半斤）

上五味，杵为散，酒饮服方寸匕，日再服。妊娠常服即易产，胎无疾苦。产后百病悉主之。

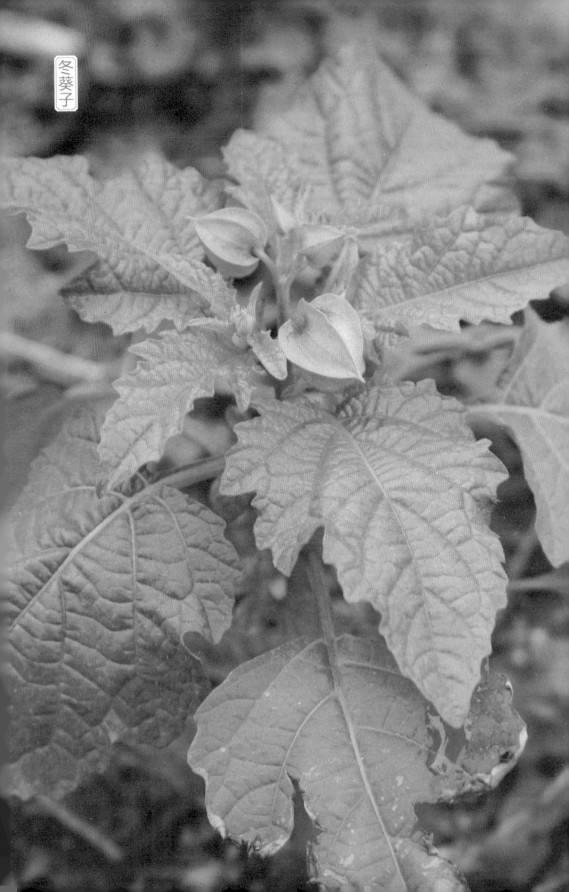

冬葵子

· 白术散

胎由土载术之功，养血相资妙有劳。

阴气上凌椒摄下，蛎潜龙性得真诠。

【加减歌曰】

苦痛芍药加最美，心下毒痛倚芎是。

吐痛不食心又烦，加夏廿枚一细使。

醋浆水须服后吞，若还不呕药可止。

不解小麦煮汁尝，已后渴者大麦喜。

既愈常服勿轻抛，壶中阴阳大爕理。

【仲景方药原文】

白术　川芎　蜀椒（去汗，各三分）　牡蛎

上四味，杵为散，酒服一钱匕，日三服，夜一服。但苦痛，加芍药；心下毒痛，倍加川芎；心烦吐痛，不能食饮，加细辛一两，半夏大者二十枚。服之后，更以醋浆水服之。若呕，以醋浆水服之；复不解者，小麦汁服之；已后渴者，大麦粥服之。病虽愈，服之勿置。

· 小柴胡汤

（见呕吐。）

· 大承气汤

（见痉病。）

· 当归生姜羊肉汤

（见寒疝。）

· 枳实芍药散

【歌括】

满烦不卧腹疼频，枳实微烧芍等平。

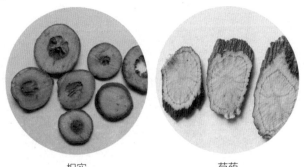

枳实　　　　　芍药

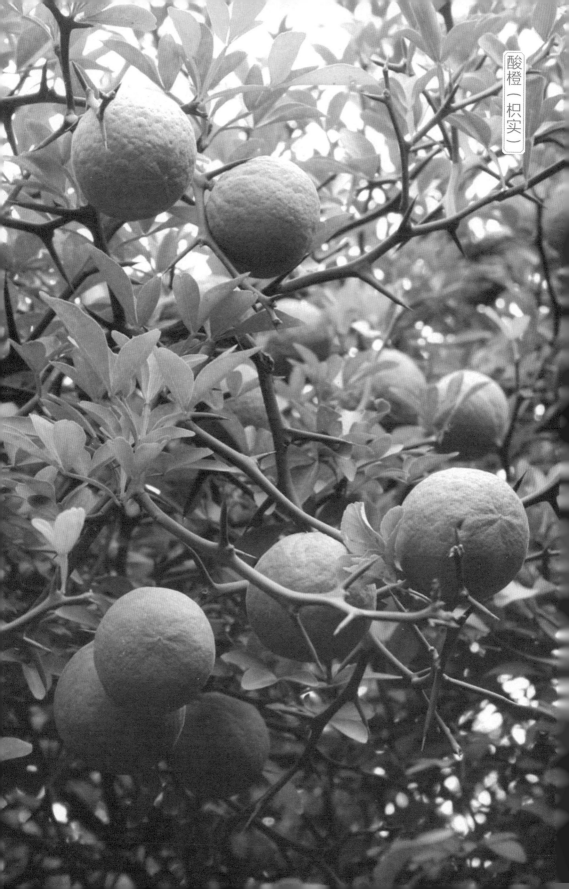

羊肉汤方应反看，散调大麦稳而新。

【仲景方药原文】

枳实（烧令黑，勿太过） 芍药（等分）

上二味，杵为散，服方寸匕，日三服，并主痈脓，大麦粥下之。

·下瘀血汤

【歌括】

脐中着痛瘀为殃，廿粒桃仁三两黄。

更有䗪虫二十个，酒煎大下亦何伤？

【仲景方药原文】

大黄（二两） 桃仁（二十枚） 䗪虫（二十枚，熬，去足）

上三味，末之，炼蜜和为四丸，以酒一升，煮一丸，取八合，顿服之。新血下如豚肝。

·阳旦汤

（见妊娠病桂枝汤。）

·竹叶汤

【歌括】

喘热头疼面正红，一防桔桂草参同，

葛三姜五附枚一，枣十五枚竹把充。

【加减歌曰】

颈项强用大附抵，以大易小不同体。

呕为气逆更议加，半夏半升七次洗。

【仲景方药原文】

竹叶（一把）　葛根（三两）　防风　桔梗　桂枝　人参　甘草（各一两）　附子（一枚，炮）　大枣（十五枚）　生姜（五两）

上十味，以水一斗，煮取二升半，分温三服，温覆使汗出。颈项强，用大附子一枚，破之如豆大，前药扬去沫。呕者，加半夏半升洗。

· 竹皮大丸

【歌括】

呕而烦乱乳中虚，二分石膏与竹茹。

薇桂一兮草七分，枣丸饮服效徐徐。

【加减歌曰】

白薇退热绝神异，有热倍加君须记。

柏得金气厚且深，叶叶西向归本位。

实中之仁又宁心，烦喘可加一分饵。

【仲景方药原文】

生竹茹（二分）　石膏（二分）　桂枝（一分）　甘草（七分）　白薇（一分）

上五味，末之，枣肉和丸弹子大，饮服一丸，日三夜二服。有热，倍白薇；烦喘者，加柏实一分。

· 白头翁加甘草阿胶汤

【歌括】

白头方见伤寒歌，二两阿胶甘草和。

产后利成虚已极，滋而且缓莫轻过。

【仲景方药原文】

白头翁　甘草　阿胶（各二两）　秦皮　黄连　柏皮（各三两）

上五味，以水七升，煮取三升，去滓，入阿胶，更上微火煎胶烊消，取三升，温服一升。不愈，更服一升。

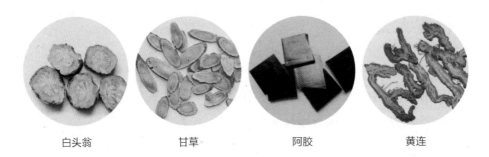

白头翁　　　　甘草　　　　阿胶　　　　黄连

附方

· 《千金》三物黄芩汤

【歌括】

妇人发露得风伤，头不痛兮证可详。

肢苦但烦芩一两，地黄四两二参良。

【仲景方药原文】

黄芩（一两）　苦参（二两）　干地黄（四两）

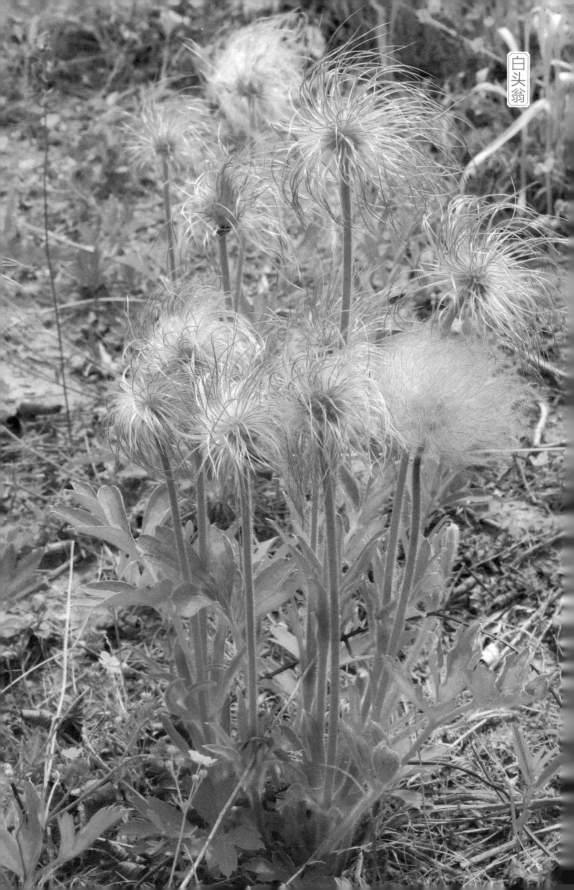

白头翁

上三味，以水八升，煮取二升，温服一升，多吐下虫。

• 《千金》内补当归建中汤

【歌括】

补中方用建中汤，四两当归去瘀良。

产后虚羸诸不足，调荣止痛补劳伤。

【加减歌曰】

服汤行瘀变崩伤，二两阿胶六地黄。

若厥生姜宜变换，温中止血用干姜。

当归未有川芎代，此法微茫请细详。

【仲景方药原文】

当归（四两）　桂枝（三两）　芍药（六两）　生姜（三两）　甘草（二两）　大枣（十二枚）

上六味，以水一斗，煮取三升，分温三服，一日令尽。若大虚，加饴糖六两，汤成纳之，于火上暖令饴消。若去血过多，崩伤内衄不止，加地黄六两、阿胶二两，合八味，汤成纳阿胶。若无当归，以川芎代之；若无生姜，以干姜代之。

妇人杂病方

· 小柴胡汤

（见呕吐。）

· 半夏厚朴汤

【歌括】

状如炙脔贴咽中，却是痰凝气不通。

半夏一升茯四两，五姜三朴二苏攻。

【仲景方药原文】

半夏（一升）　厚朴（三两）　茯苓（四两）　生姜（五两）　干苏叶（二两）

上五味，以水七升，煮取四升，分温四服，日三夜一服。

· 甘麦大枣汤

【歌括】

妇人脏躁欲悲伤，如有神灵太息长。

小麦一升三两草，十枚大枣力相当。

【仲景方药原文】

甘草（三两）　小麦（一升）　大枣（十枚）

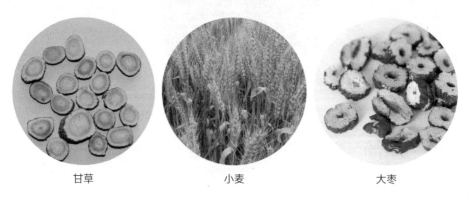

甘草　　　　　　　　　小麦　　　　　　　　　大枣

上三味，以水六升，煮取三升，分温三服。亦补脾气。

· 小青龙汤

（见痰饮。）

· 泻心汤

（见惊悸。）

· 温经汤

【歌括】

温经芎芍草归人，胶桂丹皮二两均。

半夏半升麦倍用，姜萸三两对君陈。

【仲景方药原文】

吴茱萸（三两）　当归　川芎　芍药　人参　桂枝　牡丹（去心）
阿胶　甘草　生姜（各二两）　半夏（半升）　麦门冬（一升，去心）

上十二味，以水一斗，煮取三升，分温三服。亦主妇人少腹寒，久不
受胎，兼取崩中去血，或月水来过多，及至期不来。

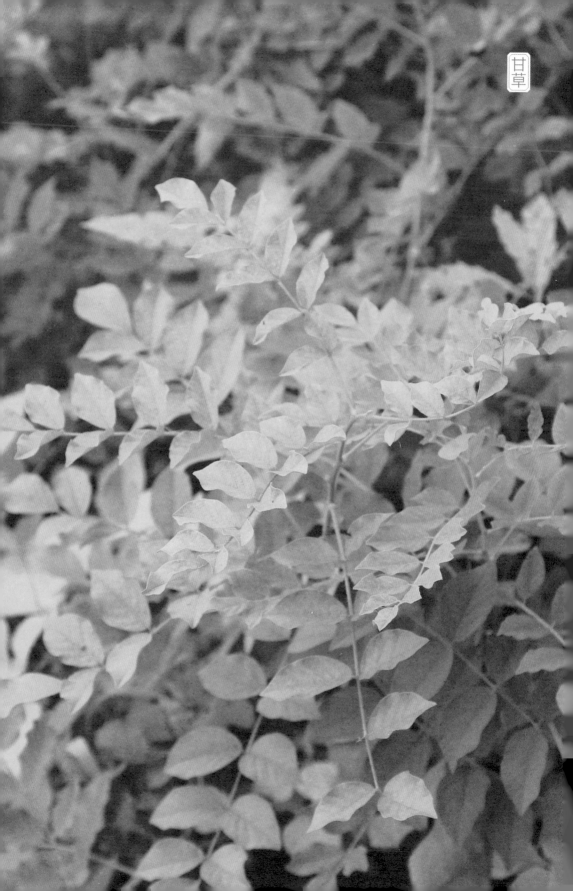
甘草

· 土瓜根散

【歌括】

带下端由瘀血停，月间再见不循经。

䗪瓜桂芍均相等，调协阴阳病自宁。

【仲景方药原文】

土瓜根　芍药　桂枝　䗪虫（各三分）

上四味，杵为散，酒服方寸匕，日三服。

· 旋覆花汤

（歌见积聚。）

· 胶姜汤

【歌括】

胶姜方阙症犹藏，漏下陷经黑色详。

姜性温提胶养血，刚柔运化配阴阳。

【仲景方药原文】

原文未见方。

· 大黄甘遂汤

【歌括】

小腹敦形小水难，水同瘀血两弥漫。

大黄四两遂胶二，顿服瘀行病自安。

大黄（四两）　甘遂（二两）　阿胶（二两）

上三味，以水三升，煮取一升，顿服，其血当下。

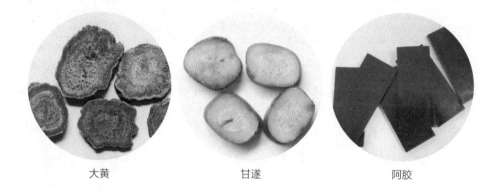

大黄　　　　　　　　甘遂　　　　　　　　阿胶

· 抵当汤

【歌括】

大黄三两抵当汤，里指任冲不指胱。

虻蛭桃仁各三十，攻其血下定其狂。

【仲景方药原文】

水蛭（三十枚，熬）　虻虫（三十枚，熬，去翅、足）　桃仁（三十个，去皮、尖）　大黄（三两，酒浸）

上四味，为末，以水五升，煮取三升，去滓，温服一升。

· 矾石丸

【歌括】

经凝成癖闭而坚，白物时流岂偶然？

矾石用三杏一分，服时病去不迁延。

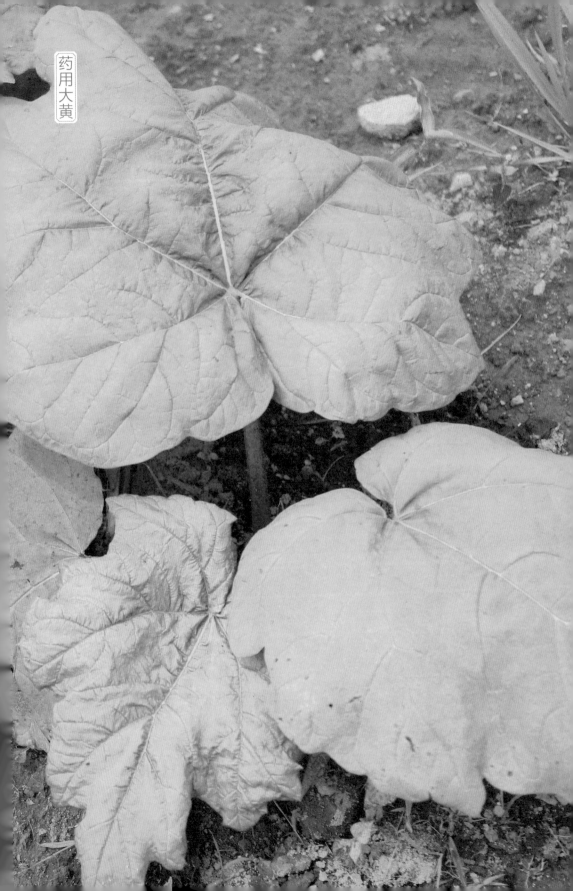
药用大黄

【仲景方药原文】

矾石（三分，烧）　杏仁（一分）

上二味，末之，炼蜜和丸，枣核大，纳脏中，剧者再纳之。

·红蓝花酒

【歌括】

六十二风义未详，腹中刺痛势彷徨。

治风先要行其血，一两蓝花酒煮尝。

【仲景方药原文】

红蓝花（一两）

上一味，酒一大升，煎减半，顿服一半。未止，再服。

·当归芍药散

（见妇人妊娠病。）

·小建中汤

（见血痹虚劳。）

·肾气丸

【歌括】

温经暖肾整胞宫，丹泽苓三地八融。

四两萸薯桂附一，端教系正肾元充。

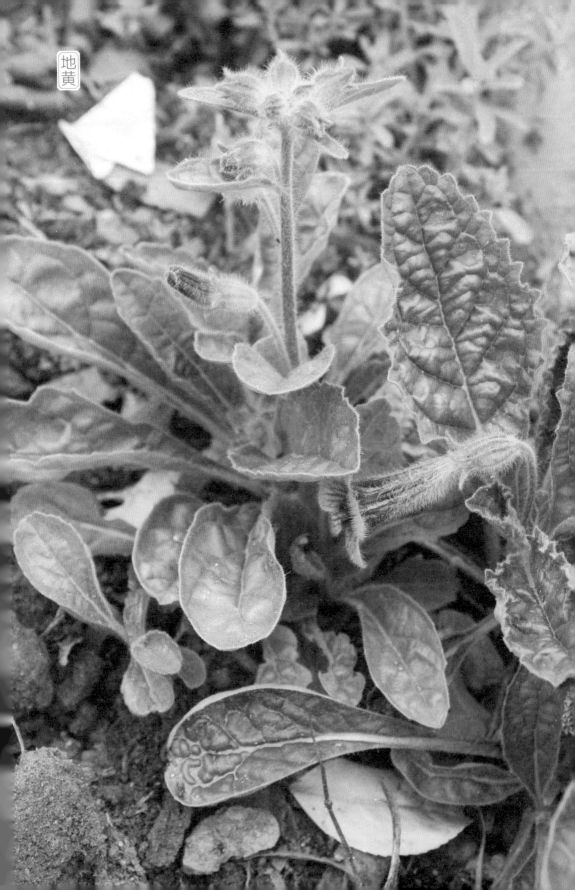
地黄

干地黄（八两）　山药　山茱萸（各四两）　泽泻　茯苓　牡丹皮（各三两）　桂枝（一两）　附子（炮，一两）

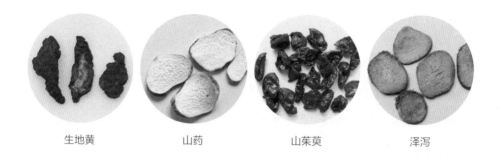

|生地黄|山药|山茱萸|泽泻|

上八味，末之，炼蜜和丸梧子大，酒下十五丸，加至二十丸，日再服。

·蛇床子散及狼牙汤

【歌括】

胞寒外候见阴寒，纳入蛇床佐粉安。

更有阴疮蟹烂者，狼牙三两洗何难？

【仲景方药原文】

蛇床子

上一味，末之，以白粉少许，和令相得，如枣大，绵裹内之，自然温。

狼牙（三两）

上一味，以水四升，煮取半升，以绵缠筋如茧，浸汤沥阴中，日四遍。

• 膏发煎

（见黄疸。）

• 小儿疳虫蚀齿方

【歌括】

忽然出此小儿方，本治疳虫蚀齿良。

葶苈雄黄猪点烙，阙疑留与后推详。

【仲景方药原文】

雄黄　葶苈

上二味，末之，取腊月猪脂，熔，以槐枝绵裹头四五枚，点药烙之。